AF285733

Wieder Freude am Leben

Petra Schürmann und Dr. med. Gerhard Freund berichten, wie sie mit der Nahrungssubstanz NADH die schlimmste Krise ihres Lebens meisterten

---

Herausgeber: Gesundheitsprodukte Kornelia Sinning

Autoren: Schürmann, Petra / Freund, Dr. Gerhard

Wieder Freude am Leben

Erschienen im BOD-Verlag, Oktober 2010

Herstellung und Verlag:

Books on Demond GmbH, Norderstedt

www.bod.de

Wieder Freude am Leben

ISBN 978-3-8423-2989-8

Hinweis:

Medizin als Wissenschaft ist ständig im Fluss. Forschung und Erfahrung erweitern unsere Erkenntnisse, ins- besondere was die Bedarfszahlen von Nährstoffen und die An- wendung von Nährstoffsupplementen betrifft. Soweit dieses Werk Bedarfszahlen bzw. Dosierungen oder Anwendungs- möglichkeiten von Nährstoffsupplementen oder Arzneimit- teln erwähnt werden, darf der Leser zwar darauf vertrauen, dass Autoren und Verlag größte Mühe darauf verwandt ha- ben, diese Angaben entsprechend dem aktuellen Wissens- stand bei Fertigstellung des Werkes zu machen, dennoch ist der Benutzer bzw. der Leser aufgefordert, die Beipackzettel der angeführten Produkte genau zu prüfen, ob die dort ange- geben Indikationen und Empfehlungen von den Angaben dieses Werkes abweichen. Gegebenenfall ist der Behandler (Arzt oder Heilpraktiker) zu befragen. Geschützte Waren- zeichen werden nicht in jedem Falle besonders kenntlich gemacht, woraus jedoch nicht geschlossen werden kann, dass es sich beim Fehlen eines solchen Hinweises um einen freien Warennamen handelt.

Inhaltsverzeichnis

Der Eid des Hippokrates

"Ich schwöre und rufe Apollon, den Arzt, und Asklepios und Hygieia und Panakeia und alle Götter und Göttinnen zu Zeugen an, dass ich diesen Eid und diesen Vertrag nach meiner Fähigkeit und nach meiner Einsicht erfüllen werde. Ich werde den, der mich diese Kunst gelehrt hat, gleich meinen Eltern achten, ihn an meinem Unterricht teilnehmen lassen, ihm wenn er in Not gerät, von dem Meinigen abgeben, seine Nachkommen gleich meinen Brüdern halten und sie diese Kunst lehren, wenn sie sie zu lernen verlangen, ohne Entgelt und Vertrag. Und ich werde an Vorschriften, Vorlesungen und aller übrigen Unterweisung meine Söhne und die meines Lehrers und die vertraglich verpflichteten und nach der ärztlichen Sitte vereidigten Schüler teilnehmen lassen, sonst aber niemanden. Ärztliche Verordnungen werde ich treffen zum Nutzen der Kranken nach meiner Fähigkeit und meinem Urteil, hüten aber werde ich mich davor, sie zum Schaden und in unrechter Weise anzuwenden. Auch werde ich niemandem ein tödliches Mittel geben, auch nicht wenn ich darum gebeten werde, und ich werde auch niemanden dabei beraten; auch werde ich keiner Frau ein Abtreibungsmittel geben. Rein und fromm werde ich mein Leben und meine Kunst bewahren. Ich werde nicht schneiden, sogar Steinleidende nicht, sondern werde das den Männern überlassen, die dieses Handwerk ausüben. In alle Häuser, in die ich komme, werde ich zum Nutzen der Kranken hineingehen, frei von jedem bewussten Unrecht und jeder Übeltat,

besonders von jedem geschlechtlichen Missbrauch an Frauen und Männern, Freien und Sklaven. Was ich bei der Behandlung oder auch außerhalb meiner Praxis im Umgang mit Menschen sehe und höre, das man nicht weiter reden darf, werde ich verschweigen und als Geheimnis bewahren. Wenn ich diesen Eid erfülle und nicht breche, so sei mir beschieden, in meinem Leben und in meiner Kunst voranzukommen, indem ich Ansehen bei allen Menschen für alle Zeit gewinne; wenn ich ihn aber übertrete und breche, so geschehe mir das Gegenteil."

Lieber Leser,

ich habe den Eid des Hippokrates geschworen. So wie es mein Vater und mein Großvater vor mir getan haben. Wir Freunds sind eine Familie mit 169 Jahren Erfahrungen in der Medizin. Ich sage immer, wir haben das Helfer-Syndrom in den Genen und können daher gar nichts anderes sein als Arzt.

Als Arzt will und muss man helfen. Doch immer wieder gibt es Situationen, in denen man nicht helfen kann und völlig hilflos ist. Meine Frau Petra und ich haben so eine Situation am 21. Juni 2001 erlebt. An diesem Tag verloren wir unsere Tochter Alexandra, die auf der Autobahn München-Salzburg von einem Geisterfahrer in den Tod gerissen wurde.

Von über 8000 Menschen haben wir seit diesem Tag Zuspruch und Trost in Form von Briefen, Karten und Aufzeichnungen erhalten. Das hat 8000fach geholfen, das hat 8000fach Mut gemacht. Wir haben jede Zeile gelesen und so erfahren, dass unser Schicksal nicht besonders einzigartig, nicht besonders hart oder besonders gemein ist. Unser Schicksal wurde durch das Leid anderer um ihr Kind trauern- den Väter und Mütter zu Schicksal 8001 – und dadurch für uns eher greif- und begreifbarer.

Ich konnte meiner Tochter an ihrem Schicksalstag nicht helfen. Und bis zum Sommer 2003 schien es, als könnte ich auch meiner Frau bei Trauer und Schmerz nicht helfen. Doch zum Glück entdeckte ich dann die Vitalitätssubstanz NADH. Mit dieser Entdeckung kam die Freude am Leben zu uns zurück. Zuerst zu mir, danach dann auch zu meiner Frau.

Auf den nächsten Seiten versuchen Petra und ich darzustellen, wie und womit es uns gelungen ist, die schwerste Krise unseres Lebens zu meistern. Wir hoffen, damit denen helfen zu können, die Hilfe suchen oder brauchen. Und das sind viele. Tag für Tag verlieren allein in unserem Lande Hunderte, wenn nicht Tausende, einen geliebten Menschen und stürzen dadurch in eine tiefe seelische und körperliche Krise.

Dr. Gerhard Freund

Mein armer Gerhard

Wir wollen aufzeigen, wie wir wieder Freude am Leben gefunden haben – und wie sich unser Leben seit dem Sommer 2003 durch die Einnahme der Nahrungssubstanz NADH geändert hat. Doch um zu begreifen, was bei uns so viel besser, so viel leichter und positiver geworden ist, muss man die Ausgangssituation kennen. Ich versuche hier so objektiv wie möglich zu schildern, wie es nach dem Tod von Alexandra um meinen Mann stand. Gerhard wird dann im nächsten Kapitel versuchen, meinen geistigen, seelischen und körperlichen Zustand vor der Entdeckung von NADH zu schildern.

Petra Schürmann:

Wenige Wochen bevor meine einzige Tochter Alexandra auf die Welt kam, starb meine Mutter. Vor einigen Jahren starb mein Vater. Der Tod hat sich am 21.6.2001, dem Todestag von Alexandra, nicht zum ersten Mal bei mir und meiner Familie gemeldet. Und doch kann ich nicht sagen, dass ich durch den Verlust von Vater und Mutter auf den Verlust meiner Tochter vorbereitet gewesen wäre.

Trauer ist für mich ein Gefühl des Abschieds, des Loslassens. Liebe ist für mich ein Gefühl des Daseins und des Anfassens. Ich liebe Alexandra mehr als zwei Jahre nach ihrem Tod nicht weniger als an jedem Tag ihres Lebens. Denke ich an Alexandra – und das tue ich ständig, dann empfinde ich große, tiefe Liebe und zugleich brüllendes, schmerzendes Heimweh. Ich vermisse ihren Körper, ich vermisse ihren Duft, ich vermisse den Klang ihrer Stimme. Das Heimweh nach ihr ist über- mächtig. Mein Schmerz ist noch genauso groß wie am ersten Tag. Und ich habe die bittere Lektion lernen müssen, dass die Zeit keine Wunden heilt – auch wenn ich wieder am Leben teilnehme und mich körperlich und seelisch wieder ausgeglichen fühle.

Mein Mann Gerhard hat Alexandra geliebt. Er hat sie – anders als ich – losgelassen. Ich denke, dieser Weg der Trauer fiel ihm einfach leichter, weil er üblicher und von der Außenwelt akzeptierter ist. Vielleicht hat er sich aber auch für das Loslassen entschieden, weil er ein Mann ist und Männer in extremen Situationen rationaler reagieren.

Gerhard war durch den Tod Alexandras wie vernichtet. Kurz nach der Beerdigung fürchtete ich ernsthaft um sein Leben. Nach einer ganz normalen Grippeschutzimpfung kam es bei ihm zu einer starken, allergischen Reaktion, die ihn, der ja ohnehin schon seelisch und körperlich stark ange- schlagen war, völlig umwarf. Was mir die meisten Sorgen machte war jedoch nicht, dass die Trauer sein Immunsystem ganz offenbar drastisch herabgesetzt hatte und er auf eine harmlose Impfung mit Krankheit reagierte. Schlimmer war, dass der Arzt in ihm völlig versagte.

Gerhard kämpfte nicht. Er gab sich auf. Er rauchte wie ein Schlot. Er traute sich nicht mehr in ein Auto. Er zog sich nicht nur von mir, von Nachbarn und Freunden zurück, sondern auch vom Leben. Manchmal wachte er nachts schreiend auf und ich musste ihn trösten.

Ich erkannte meinen Mann gar nicht wieder. Er, der in mehr als 10 Jahren Oberarzttätigkeit bei Krebs-Spezialist Dr. Josef Issels in Rottach-Egern so viel Leid, so viel Tod gesehen hatte, kam mit dem eigenen Leid einfach nicht klar. Statt Abwehrkraft aufzubauen, wie er es als Arzt Trauernden immer wieder geraten hatte, betrieb er seelischen und körperlichen Raubbau.

Ich schaffte es in dieser sehr, sehr kritischen Zeit nicht, ihm Halt zu geben. Ich war viel zu sehr mit mir selbst beschäftigt. Und gemeinsam fanden wir einfach keine Brücke, die uns in unserem Leid verbinden konnte. Gerhard sagte immer, er sei mit Alexandra im Dialog. Doch es war ihm unmöglich, mit mir über diesen Dialog und über Alexandra zu reden.

Wir sind sehr unterschiedliche Wege nach dem Tod unserer Tochter gegangen. Wie haben völlig unterschiedlich getrauert bzw. die Trauer verarbeitet. Ich wollte meinen Schmerz nach außen tragen, Gerhard verstummte. Ich gehe fast täglich an Alexandras Grab. Gerhard ist seit der Beerdigung nur wenige Male hingegangen. Es stand lange Zeit nicht gut um uns und unsere Partnerschaft, weil wir körperlich und seelisch völlig ausgelaugt waren und einfach nicht die Kraft fanden, den Partner in seinen schwersten Stunden aufzurichten und zu trösten.

Heute ist das anders. Gerhard hat, genau wie ich, wieder Freude am Leben. Wir können wieder miteinander sprechen. Wir können wieder gemeinsame Ziele formulieren. Seit Gerhard am Morgen seine Tablette mit NADH nimmt, spürt er mehr Kraft in sich, denkt positiv und hat sich wieder voll dem Leben geöffnet. Er ist ein anderer, ein irgendwie jüngerer und offenerer Mensch geworden. Er ist wieder da. Und 2003 gab es keinen Sommertag, an dem er nicht um 5 Uhr in der Frühe auf- stand und seine Runden im Swimmingpool drehte. Selbst Gespräche über einen Urlaub und eine Reise sind wieder möglich. Ich merke, Gerhard will wieder leben, will wieder etwas von Leben.

Vor einigen Tagen hat er mit mir sogar das Haus verlassen, ist zu mir ins Auto gestiegen und einer Einladung gefolgt. Die Münchner Gesellschaft und die Presse waren völlig überrascht, ihn im Smoking und mich in Abendgarderobe auf einer öffentlichen Veranstaltung im Schloss Schleißheim zu sehen. Es hat ihm sogar gefallen, wieder unter Menschen zu sein und über Dinge wie Politik, Wirtschaft und anderes sprechen zu können.

Die Trauer ist nicht vorbei. Aber mit Gerhards neuem körperlichem und geistigem Schwung durch NADH ist das Leben, ist die Freude am Leben zu uns zurückgekehrt. Und dafür bin ich dankbar.

Meine arme Petra

In der berühmten Ringbergklinik von Dr. Issels in Rottach-Egern wurden nur Krebspatienten aufgenommen, die
von mindestens zwei Ärzten aufgegeben worden waren.
Dort war das Überleben das Wunder und der Tod der Alltag.
Über 10 Jahre war ich Oberarzt in dieser Krebsklinik, die
für viele eine Sterbeklinik war. Ich habe wirklich viel Leid
gesehen. So viel Leid wie im Gesicht und in den Augen
meiner Frau jedoch noch nie.

Es ist schwer auszudrücken und noch schwerer aufzu-
schreiben, was mit meiner Frau Petra durch den Tod unserer
Tochter Alexandra wirklich geschah. Denn es gab nichts
Theatralisches oder gar Spektakuläres. Petra ist nicht zu-
sammengeklappt. Petra hatte keine Wein- oder Schrei-
krämpfe. Petra hat nicht geklagt. Petra hat nicht geschimpft.
Nach außen wirkte sie ruhig und gelassen wie immer. Und
wäre in den ersten Monaten nicht dieser enorme Gewichts-
verlust gewesen, der ihr schönes Gesicht so hager machte,
hätten Außenstehende nur schwer eine Änderung an ihr be-
merkt. Ich kenne Petra nun seit knapp 40 Jahren. Ich sehe
sie an und weiß, wie es um sie steht.

Wir wohnen am Starnberger See, also ganz in der Nähe
der Berge. Wer das Hochgebirge mag, der weiß, dass es dort
sehr, sehr kritische Wettersituationen geben kann – und

zwar innerhalb weniger Sekunden. Schaut man in Wetter-Umschwungsphasen in den Alpen nach vorn, sieht man oft einen klaren, blauen Himmel mit Sonne. Dreht man sich jedoch um und schaut nach hinten, kann der Himmel beängstigend, drohend schwarz und manchmal auch schon voller zuckender Blitze sein und einem erfahrenen Bergfreund wird sofort klar, dass eine erhebliche Gefahr aufzieht.

Petra war nach der Beerdigung von Alexandra in einer explosiven Umschwungsphase. Nach außen, wie gesagt, merkte man nichts. Doch in ihrem Inneren wurde es von Tag zu Tag schwärzer, hoffnungsloser und gefahrvoller. Ich habe lange Zeit nicht einschätzen können, welche der beiden Stimmungs-Seiten die Oberhand gewinnen würde. Viele Monate habe ich befürchtet, das Dunkle könnte gewinnen. Petra dachte tausende Male an Selbstmord. Ich sorgte in diesen Monaten dafür, dass keine harten und in hohen Dosen todbringenden Medikamente im Hause waren.

Petras Tag beginnt um 8 Uhr und endet spät in der Nacht. Sie kümmert sich um das Haus, um den großen Garten. Sie kocht, sie putzt, sie schreibt wieder ein Buch – das fünfte. Zweimal die Woche setzt sie sich ins Auto und macht Besorgungen. Das hat sie immer getan. Auch an den Tagen, an denen sie eigentlich gar nicht die Kraft dazu hatte. Petra ist ungeheuer diszipliniert. Sie hat sich nie hängen lassen. Sie absolviert ihr Tagwerk wie eine Präzisionsuhr, stets exakt, stets pünktlich. In einem Interview hat sie jüngst einer Reporterin gestanden: „Mit dieser beinahe protestantischen Ethik und Selbstdisziplin bin ich aufgewachsen, das lässt sich nicht mehr abstellen. Das Gefühl, sich gehen zu lassen, ist mir so fremd, dass ich mir nicht einmal vorstellen kann, wie ich es machen sollte."

Als Alexandra starb und wir mitten im Medien-Interesse standen, waren die meisten Presseorgane sehr vernünftig und haben versucht, möglichst objektiv zu sein. Eine Illustrierte schrieb in einem Bericht jedoch einmal, Petra sei bei einem Besuch am Grab unserer Tochter ungeschminkt gewesen. Mit diesem Detail sollte beim Leser anscheinend der Eindruck erweckt werden, Petra Schürmann sei schon so weit körperlich und seelisch runter, dass sie keine Kraft mehr habe sich zu schminken. Diese Lüge hat Petra sehr, sehr wehgetan. Lügen und Verleumdungen treffen Petra immer hart. Viel härter beispielsweise als ihr eigenes Leid.

Als die Nachricht von Alexandras Tod kam, verschlug es Petra die Stimme. Sie konnte noch sprechen, ja – aber nicht mehr so kräftig, so flüssig wie früher. Sie musste und muss um jeden Satz ringen. Jedes auszusprechende Wort kostet sie Kraft. Dank NADH, das ich ihr seit dem Sommer 2003 gebe, wird auch dies besser, doch nur sehr, sehr langsam.

Die Ursache für Petras Spracheinschränkung ist eindeutig eine seelische Blockade. Mir als Arzt war dies natürlich sofort klar. Und ich hatte natürlich auch Lösungsvorschläge. Ich bat meine Frau, eine logopädische Behandlung in Anspruch zu nehmen. Für Laien: Die Logopädie ist eine medizinische Fachrichtung, die sich mit Sprach- und Hörstörungen, aber auch mit dem Stottern beschäftigt. Petra ging zum Logopäden. Sie ging auch zum Psychiater. Das eine wie das andere brachte nichts, aber auch gar nichts.

Ich habe gesagt, ich hätte noch nie so viel Leid wie in Petras Gesicht und Augen gesehen. Dies meine ich sagen zu können, weil Petra nach dem Tod von Alexandra nicht nur in einer besonders dunklen und schmerzenden Welt lebte, sondern weil auch jeder Versuch, sie aus dem Gefängnis von Trauer und Schmerz zu befreien, nach kurzer Zeit kläglich scheiterte.

Petra ist meine Frau. Sie war für mich, den Arzt in der Familie, in den Monaten ihrer schweren Krise aber auch eine Patientin und ein Fall. Und ich darf sagen, lange Zeit war sie ein hoffnungsloser Fall, weil bei ihr weder vitaminreiche Aufbauspritzen noch pflanzliche Stärkungsmittel etwas halfen. Sie blieb bei Alexandra – und damit trotz körperlicher Anwesendheit weit weg von mir und dem realen Leben. Wer so weit weg von allem ist, der hat keinen Hunger und magert zusehends ab, weil er nur nach dem geliebten und für immer verlorenen Menschen hungert.

Als Arzt habe ich damals versagt, denn meine Heilkunst verpuffte, war völlig nutzlos. Das war schlimm, denn ich konnte dem liebsten aller mir bekannten Menschen nicht helfen. Das nagte sehr an mir. Das raubte mir Selbstvertrauen. Und ich, der durch den Tod von Alexandra schon ziemlich weit unten war, wurde noch tiefer, noch weiter bergab gezogen. Eine Zeitlang hatte ich aufgegeben – mich, meine Ehe, ja auch meine Frau Petra.

Unsere Tage waren im ersten Jahr nach Alexandras Tod dumpf und unglücklich, weil jeder von uns in seiner eigenen dunklen und unglücklichen Welt lebte. Petra zog sich nicht so
stark wie ich zurück, doch viel Öffentlichkeit wollte sie auch nicht in ihrem Zustand. Einmal sah sie sich das Ballett Schwanensee an. Bei der Szene, wo sich die Königin über ihren toten Sohn beugt, musste sie schrecklich weinen. Bei einem Geburtstagsessen, zu dem sie eingeladen worden war, löste der Gedanke, dass Alexandra nie wieder Geburtstag feiern kann, einen Weinkrampf bei ihr aus.

Alexandra war und ist in Petras Gedanken allgegenwärtig – und wird dies wohl auch immer bleiben, genau wie die Trauer und der Schmerz. Was sich seit dem Sommer 2003 jedoch geändert hat, macht mir trotzdem viel Mut und bestärkt mich in der Aussage, dass NADH nicht nur ein Stärkungsmittel für den Kopf, sondern auch für die Seele und den Geist ist.

Studien – wie sie im fachlichen, hinteren Teil zu lesen sind, belegen dies. Aber es ist für einen Arzt trotz aller Studien stets das wichtigste, selbst erleben und mit ansehen zu dürfen, wie ein ganz natürliches Mittel in wenigen Wochen einem Menschen neue Lebenskraft und Lebensfreude geben kann.

Ich hatte die klassische Wetterumschwungs-Situation in den Bergen geschildert, um Petras dunkle Momente mit all ihren Gefahren erklären zu können. Seit Petra am Morgen die Nahrungssubstanz NADH nimmt, hat sich quasi der Wind in ihrem (ebenso wie in meinem) Leben gedreht. Die dunklen Wolken sind wie weggeblasen. In unserem Leben ist der Himmel endlich wieder strahlend blau und voller Sonnenlicht. Petra macht nichts anderes als auch in den Monaten zuvor. Doch sie macht alles wieder mit viel Lust, mit viel Vergnügen. Die Dinge gehen ihr auch wieder leichter und spielerischer von der Hand, weil sie positiv und lebensbejahend ist. Petra ist wie verjüngt, ist wieder strahlend.

Und schaue ich meiner Petra heute ins Gesicht und in die Augen, dann sehe ich immer mehr Freude und immer weniger Trauer und Schmerz. Und dafür bin ich dankbar.

Wie ich NADH für uns entdeckte

Sie haben gelesen, wie tief meine Frau und ich nach dem Tod von Alexandra in der Krise steckten. Ich war etwa 18 Monate völlig unfähig, etwas Sinnvolles zu tun. Petra war aktiver, doch ebenfalls unglücklich und im wahrsten Sinne des Wortes am Boden. Doch ihre Disziplin, die ich bis heute unendlich bewundere, zwang sie trotzdem immer wieder an den Schreibtisch und so entstand in dieser eigentlich sinnlosen Zeit unseres Lebens das Buch „Und eine Nacht vergeht wie ein Jahr", das auf Petras Aufzeichnungen basiert und ein Bestseller wurde. Von mir kam in diesen Monaten nichts, jedenfalls nichts, was uns aus unserer Situation ernsthaft hätte herausreißen können.

Ich wurde erst wieder im Februar des Jahres 2003 aktiv. Und es geschah mehr durch einen Zufall. Mich rief ein ehemaliger Kollege an. Wir plauderten darüber, wie es uns geht, was wir so machen und über all die anderen Dinge, die im Prinzip eigentlich unwichtig sind und dennoch zur gepflegten Kommunikation dazu gehören. Der Kollege hat noch immer eine eigene Praxis in München. Er ist etwa 20 Jahre jünger als ich und noch sehr, sehr engagiert im Beruf. Sein Name ist hier nicht wichtig, wichtiger ist, was er zwischen allgemeinen Beschimpfungen der aktuellen Politik und der damals aktuellen Nörgelei über das Wetter in mein Ohr pflanzte. Er sagte – und dieser Satz hat mich elektrisiert. „Stell Dir vor, Dr.

Müller (ein von uns beiden gut bekannter Kollege) hat seine Depressionen und sein jahrelanges Müdigkeitssyndrom in nur 4 Wochen durch das Co-Enzym 1 bzw. durch die Nahrungssubstanz NADH besiegt."

Ich wollte nicht dumm wirken, wollte dem Kollegen auch nicht signalisieren, dass ich als Rentner nicht mehr auf der Höhe der derzeitigen Medizin bin. Ich sagte daher mit etwas Ungläubigkeit in der Stimme: „Ja wirklich? Das ist ja ganz toll, da kann man Müller ja nur gratulieren". Meine Antwort war Blabla, weil ich einfach nicht den Mut hatte das zu fragen, was mich in dieser Sekunde brennend interessierte. Nämlich die Frage, was das Co-Enzym 1 bzw. NADH ist.

Kaum hatte ich aufgelegt, lief ich zu Petra, die in ihrem Arbeitszimmer saß und an ihren Memoiren schrieb. Ich fragte sie, ob sie schon einmal etwas von einem Co-Enzym 1 oder NADH gehört habe. Petra ist Enzym-Kennerin, hat sich intensiv mit Enzymen auseinandergesetzt, weil sie viele Jahre mit den TRI-S-ZYM-Diäten aus der Apotheke ihre gute Figur erhalten hat. Außerdem hat sie sogar ein Buch über das erfolg- reiche Abnehmen mit Enzymen geschrieben. Sie kannte das Co-Enzyme Q10, das dem Herzen nützen kann. Co-Enzym 1 kannte sie ebenso wenig wie ich.

Da ich nicht nur Arzt, sondern auch viele Jahre Lektor in einem bekannten Verlag war, haben wir eine große und umfassende Bibliothek. In keinem Lexikon fand ich das Stichwort „Co-Enzym" oder gar das Stichwort „Co-Enzym 1". Doch ich fand zumindest etwas über Enzyme – und zwar Folgendes:

„Unter Enzymen versteht man hochmolekulare Eiweiß-körper, die in pflanzlichen oder tierischen lebenden Zellen gebildet werden und meist sehr kompliziert aufgebaut sind. Enzyme ermöglichen bzw. beschleunigen zahlreiche chemische Reaktionen im Körper, die für den Umbau und Abbau von Betriebs- und Nahrungsstoffen erforderlich sind. Die Enzyme wirken hauptsächlich, indem sie vorübergehend mit den Teilnehmern an der Reaktion Verbindungen eingehen, ohne dabei jedoch selbst bei der Reaktion verändert zu werden. Fehlt ein Enzym oder wird ein solches durch krankhafte Veränderungen im Organismus blockiert, so wird der normale Ablauf von Stoffwechselvorgängen zerstört. Zahlreiche Enzyme sind aus zwei Bestandteilen, nämlich aus dem Apoenzym, das für die Substratempfindlichkeit zuständig ist, und dem Co-Enzym, das für die Wirkung verantwortlich ist."

Obwohl ich Arzt bin, konnte ich damit herzlich wenig anfangen. Daher ging ich am nächsten Tag den Büßer-Gang, rief meinen Freund an und bat ihn, mir einmal darzulegen, was das Co-Enzym 1 bzw. was NADH ist und welche Erfahrungen er mit dieser Substanz in seiner Praxis bei Patienten und Patientinnen machte.

Auf den nächsten Seiten gebe ich wieder, was er mir in einem langen Telefonat berichtet hat. Es ist sein sehr subjektiv- er und auch sehr euphorischer Erfahrungsbericht, der mich veranlasste, das völlig natürliche und nebenwirkungsfreie Mittel wenige Wochen später selber einzunehmen.

Nachfolgend der Bericht meines Kollegen.

Erfahrungen eines befreundeten Arztes

NADH ist ein Co-Enzym, das den Katalysator-Effekt vieler verschiedener Enzyme in unserem Körper verstärkt. Wenige Milligramm NADH in unserem Körper können oft hervorragende Verbesserungen bei bestimmten Problemen bringen. Wenn man seinen Körper Tag für Tag mit NADH bzw. Co- Enzym 1 stärkt, passieren wunderbare und viele gesunde Sachen.

<u>NADH senkt den Blutdruck.</u> Eine Doppelblind-Studie, die in Amerika gemacht wurde, ergab: Nach 11wöchiger Einnahme von NADH (täglich eine Tablette mit 5 Milligramm) sank ein überhöhter Blutdruck um gut 30 Prozent und pendelte sich fast automatisch bei Normalwerten ein.

<u>NADH hilft bei Parkinson.</u> Viele Studien zeigen, dass NADH bei der Schüttellähmung (Parkinson-Krankheit) das optimale Ergänzungsmittel ist. Was nicht erstaunt, denn NADH ist die Vorstufe von Dopamin, also von dem Neurotransmitter, der den Parkinson-Kranken fehlt.

<u>NADH hilft bei der Alzheimer-Krankheit.</u> Studien der George-Washington-Universität (USA) belegen, dass NADH eines der besten Mittel auch für die Gesunderhaltung der Vitalität des Gehirns ist. Bei Alzheimer-Patienten, die täglich 3 Tabletten NADH (15 Milligramm) nahmen, wurde

die Krankheit nicht nur gestoppt, wie bei so vielen Medikamenten, nein, NADH leistete mehr. Es kehrten verloren gegangene Gehirnfunktionen bei vielen Patienten wieder zurück.

NADH hilft bei Chronischer Müdigkeit. 80 Prozent aller Patienten mit dem so genannten Chronic-Fatique-Syndrom (Chronische Müdigkeit), die über 6 Monate täglich 3 Tabletten NADH (15 Milligramm) nahmen, wurden gesund. Die Studie wurde ebenfalls an der George-Washington-Universität gemacht und von der amerikanischen Gesundheitsbehörde (FDA) kontrolliert.

NADH steigert die Energie. Sportler nahmen NADH für die Wissenschaft. Das Ergebnis war immer, egal ob bei Leichtathleten, Fußballern oder Eishockey-Profis, dass die Energie um 50 Prozent stieg.

NADH verhindert Depressionen. Wer keine Kraft hat, wird oft depressiv und lustlos. Studien zeigen: Nehmen Depressive täglich zwei NADH-Tabletten (10 Milligramm), stellen sich schon nach 10 bis 14 Tagen erhebliche Verbesserungen in der Seelenlage ein; nach 4 bis 6 Wochen verschwinden Depressionen und starke Stimmungsschwankungen.

Ich dankte meinem Kollegen für dieses Telefonat und wusste als ich auflegte, dass ich über diese Zaubersubstanz mehr, viel mehr wissen wollte. Und zwar ganz, ganz schnell. Ich ahnte nämlich von der ersten Sekunde an, NADH könnte mir und Petra helfen. Und so war es dann ja auch. Aber bevor ich NADH nahm und bevor ich es auch Petra gab, habe ich viele Wochen gelesen und recherchiert und mich umfassend informiert.

Ein wichtiger Hinweis meinerseits. Mir und meiner Frau Petra hat NADH in phantastischer Weise geholfen. Es gibt jedoch keine Zwangsläufigkeit, dass NADH immer und in jeder Situation helfen oder nutzen kann. Es ist wie beim Schlüssel-Schloss-Prinzip. Fehlt NADH und wird durch die tägliche Einnahme zugeführt, können wirklich Wunder geschehen. Fehlt dem Körper kein NADH, wird er auch nicht auf die Substanz reagieren, sondern sie wieder völlig gefahrlos ausscheiden.

Da es für den NADH-Spiegel keine verlässlichen Meßmethoden gibt, raten wir vor allem in kritischen Lebensphasen oder in Schwächephasen, NADH auszuprobieren. NADH hat nach allen bisher vorliegenden Erkenntnissen keine Nebenwirkungen. Es gibt auch keine Wechselwirkungen mit anderen Medikamenten. Kranke, die viele Medikamente nehmen, sollten die Einnahme von NADH aus Vorsichtsgründen dennoch mit ihrem Arzt absprechen.

Auf den nächsten Seiten dreht sich alles um NADH und ich gebe wieder, was ich durch meine Recherchen und durch die Recherchen einiger Kollegen über das Co-Enzyme 1 heraus- gefunden habe. Ich habe versucht, auch bei schwierigsten Sachverhalten einfache Worte zu finden, damit sie auch von medizinischen Laien verstanden werden. Am Ende des Berichtes gibt es eine umfassende Literaturliste, damit sich auch Fachleute von der Richtigkeit meiner Angaben und von der Wichtigkeit von NADH für die Gesunderhaltung überzeugen können.

Beginnen werde ich mit dem Alter – und unserem Wunsch nach einem langen und möglichst gesunden Leben. Beim Alterungs-Prozess spielt NADH eine wesentliche, ja wenn nicht die wesentliche Rolle.

Alle wollen alt werden –
aber niemand will alt sein!

Weshalb dieser Widerspruch? Weil altern für die meisten von uns zugleich Degeneration bedeutet, welche mit dem Verlust aller Funktionen einhergeht, die das Leben lebenswert machen. Zum Beispiel unsere physische Gesundheit, Kraft, Vitalität, Beweglichkeit und – was wohl für viele bedrohlich scheint – unsere Denkfähigkeit oder geistige Verfassung.

Vor die Wahl gestellt, würden die meisten ein Leben wählen, das so lange wie irgend möglich dauert – vorausgesetzt, dass wir gesund bleiben und wir unsere «goldenen Jahre» bei geistiger Unversehrtheit genießen könnten.

Aus diesen Gründen drängt sich immer wieder die Frage auf: «Warum geht das nicht?» - schließlich leben wir in einem Zeitalter, welches von außerordentlichem medizinischem und technologischem Fortschritt geprägt ist! Es hat Wissenschaftlern ermöglicht, Menschen zum Mond zu schicken – und Mediziner können dank mikrochirurgischer Techniken ungeborene Babys noch im Mutterleib erfolgreich operieren. Wie kommt es also, dass wir immer noch keine Lösung für den oft schmerzhaften Alterungsprozess gefunden haben?

Nun, es ist schon bemerkenswert: die wissenschaftliche Forschung ist gerade in den letzten Jahren zu erstaunlichen

Erkenntnissen gelangt, welche einen enormen Einfluss darauf haben könnten, wie gut oder schlecht unser Körper altert.

Nehmen wir einmal unser Gehirn. Einige Experten glaub- ten, dass unsere kognitiven (mentalen) Funktionen bereits im Alter von 30 Jahren nachlassen und dass ab Mitte 60 bis 70 in unserem Gehirn deutliche neurologische Schäden zu beobachten sind. In jüngerer Zeit kann jedoch aufgrund neuer Erkenntnisse erwartet werden, dass der Rückgang der mentalen Leistungsfähigkeit infolge Alterns auf gar keinen Fall unvermeidbar ist. Aufgrund geeigneter Maßnahmen gibt es keinen vernünftigen Grund, weshalb irgendeine unserer geistigen Fähigkeiten beeinträchtigt werden sollte.

Falls dies für Sie wie «Science Fiction» klingen sollte, sei an dieser Stelle auf die anerkannte wissenschaftliche Formel zur Berechnung des möglichen Alters von Säugern hingewiesen. Nach dieser Formel wird die Zeit, die es bis zum Ausreifen des Skeletts braucht, mit dem Faktor 5 multipliziert. Beim Mensch (der wissenschaftlich zu den Säugern gerechnet wird) ist das Skelett mit 25 Jahren ausgewachsen.

Wenn wir diese Zahl mit 5 multiplizieren ergibt das eine Lebensdauer von 125 Jahren! Die Ursache, weshalb so wenige Menschen in den Industrieländern ein derart hohes Alter erreichen, ist in einer Anzahl von schädigenden Einflüssen zu finden, welche unserem modernen Lebensstil zuzuschreiben sind. Einflüsse, die auch einen negativen Gesamteffekt auf unser Immunsystem und die DNS (Vererbungsplan) unserer Körperzellen haben.

Es ist ganz klar, dass gute Gesundheit und Langlebigkeit von einer Vielzahl von Faktoren wie Lebensstil, Bewegung und, besonders wichtig, von der Ernährung abhängen. Unter Ernährung verstehen wir nicht etwa nur eine ausgewogene Nahrung mit vielen frischen Nahrungsmitteln, Früchten und Gemüse – obschon diese Nahrungsmittel offensichtlich eine vitale Rolle zur Beibehaltung einer optimalen Gesundheit und Vitalität beitragen. Ausschlaggebend sind jedoch die Qualität und die Quantität von Ernährungsbestandteilen, ohne welche kein Leben aufrechterhalten werden könnte. Es sind dies Vitamine, Mineralstoffe, Enzyme und Co-Enzyme, von welchen die Vitalität und Funktionstüchtigkeit unserer Zellen und somit unser Gesamtorganismus abhängt.

Nur wenn unsere Zellen alle benötigten Nährstoffe im best- möglichen Verhältnis erhalten, können diese unseren Körper vor Infektionen, Ablagerungen und Krankheiten schützen, welche unseren Alterungsprozess beschleunigen.

Was genau liegt dem Altern zugrunde?

Je mehr Forschung und Wissenschaft darüber herausfinden, wie unser Körper auf zellulärer Ebene funktioniert, desto deutlicher lernen wir, dass Alterung vor allem eine Folge des Zelltodes und der Gewebedegeneration ist. Wenn wir diesen Prozess aufhalten können – und es scheint, dass wir endlich zu verstehen lernen, wie dies erreicht werden kann – werden wir schließlich auch die Gesundheit als Ganzes verbessern können, was wiederum zu einer Verlängerung des Lebens führt.

Gemäß neuen Forschungsergebnissen könnten ca. 70 Prozent aller Krebserkrankungen, über 50 Prozent aller Herzkrankheiten und beinahe alle Fälle von Osteoporose durch eine Veränderung des Lebensstils und durch geeignete Ernährung vermieden werden. Und das ist nur der Anfang. Denken wir bloß an die anderen Krankheiten, die wir mit dem Altern in Zusammenhang bringen, z.B. Gedächtnisverlust, Alzheimer und Parkinson etc. Auch hier scheint es, dass, auch wenn diese Krankheiten bereits ausgebrochen sind, die Verabreichung von gewissen Schlüsselsubstanzen in der Ernährung viel dazu beitragen kann, das Fortschreiten einer Krankheit zu bremsen oder zu stoppen, oder – in einigen Fällen – den Zustand sogar zu verbessern.

Der Alterungsprozess beginnt gewissermaßen auf der untersten Ebene unseres Lebens, in unseren Körperzellen. Wenn wir demzufolge den Alterungsprozess verlangsamen wollen, müssen wir also damit beginnen, der Versorgung unserer Zellen mit geeigneten Nährstoffen große zu Beachtung schenken.

Eine der wichtigsten Komponenten dieses Prozesses ist ein wenig bekanntes und außerordentlich kompliziert aufgebautes Co-Enzym, welches NADH genannt wird. (Enzyme sind hoch- molekulare Proteinverbindungen, die biochemische Vorgänge beschleunigen oder erst ermöglichen). Was es mit dieser Substanz auf sich hat, wie sie entdeckt wurde, und – am aller- wichtigsten – wie sie im Kampf gegen Krankheit, schlechte Gesundheit und vorzeitiges Altern helfen kann, soll in dieser Publikation erläutert werden.

Wenn sie jung bleiben und länger leben wollen – ohne von degenerativen und schmerzhaften Erkrankungen geplagt zu werden – sollten Sie auf keinen Fall die äußerst wichtige Rolle ignorieren, die NADH bei der Hemmung des Alterungsprozesses und beim Schutz vor Krankheiten spielen könnte.

NADH – Das Anti-Alters-Enzym

Humanmediziner und Biologen hätten wohl Mühe, eine bestimmte körpereigene Substanz als die «Wichtigste» zu bezeichnen. Hingegen könnten sie es auch kaum von der Hand weisen, dass das Co-Enzym NADH diesem Anspruch sehr nahe käme. Wie kommt es aber, dass man bisher nur wenig von dieser Substanz gehört hat, obwohl NADH seit vielen Jahren durchaus als essentielle Substanz für den Körper erkannt wurde? Die Ursache liegt wohl darin, dass bis vor einigen Jahren absolut keine Möglichkeit bekannt war, wie man die NADH-Konzentration in den Zellen hätte erhöhen können. Weshalb sollte man also über etwas sprechen, das man ohnehin nicht beeinflussen konnte?

Glücklicherweise änderte sich dies in den frühen neunziger Jahren, als der österreichische Wissenschaftler Dr. Dr. Georg D. Birkmayer die Substanz NADH in Tablettenform entwickelte. Professor Dr. Dr. Georg D. Birkmayer ist ein weltbekannter Forscher auf dem Gebiet der Biochemie, der als erster die Wichtigkeit von NADH in der Zellentwicklung und Energieübertragung für alle Körperfunktionen und Organe identifizierte. Er war medizinischer Direktor des Birkmayer-Institutes für Parkinson-Therapie in Wien, welches bereits tausende Patienten, die an Parkinson, Alzheimer und Depressionen litten, behandelte. Dr. Birkmayer ist Autor von mehr als 150 Forschungsschriften und mehr als 100 wissenschaftlichen Artikeln auf dem Gebiet der Neurochemie und der Neuropharmakologie in Verbindung mit Morbus Parkinson und Morbus Alzheimer. Er ist Professor an der Universität Graz, Gastprofessor an der Universität Peking und Generalsekretär der Internationalen Akademie für Tumor-Marker-Onkologie, New York. Dr. Birkmayer verabreichte in dem von ihm geleiteten Wiener Institut NADH an seine Patienten. Bei den unterschiedlichen Krankheitsbildern wie Parkinson, Alzheimer und Depressionen konnte gezeigt wer- den, dass die ergänzende Verabreichung von NADH vorteilhaft war. Sowohl auf den Nutzen dieser erstaunlichen Substanz bei der Behandlung der erwähnten Störungen als auch auf die äußerst beeindruckenden Resultate, die im Zusammenhang mit der Behandlung des «Chronischen Müdigkeitssyndroms» gemacht wurden, wird weiter hinten in dieser Abhandlung näher eingegangen.

Es muss jedoch bereits an dieser Stelle darauf hingewiesen werden, dass nicht nur Leute, die unter einem der eben beschriebenen Krankheitsbilder leiden, von diesem «Tausendsassa» aus der Welt der Nahrungsergänzungsmittel profitieren! NADH kann auch eingesetzt werden, um ganz allgemein die Energie zu erhöhen und das Wohlbefinden bei Jedermann zu verbessern – ungeachtet von Alter und aktuellem Gesundheitszustand! Aber nicht genug damit: NADH wird von Altersexperten mit zunehmendem Maß als extrem hilfreiches Ergänzungsmittel angesehen, und zwar für Jedermann, der daran interessiert ist, jung zu bleiben und sich bis ins hohe Alter gesund und vital fühlen möchte. Um es kurz zu sagen: NADH ist eines der ersten und bedeutendsten Ergänzungsmittel gegen das vorzeitige Altern, das je auf dem Markt erscheinen wird!

Wie bleibt man dank NADH jünger – und hat ein längeres Leben?

Ähnlich wie bei anderen essentiellen Vitaminen, Mineral- und Nährstoffen, vermag unser Körper nicht, selbst NADH zu produzieren. Nichtsdestotrotz verfügten wir schon bei der Geburt über eine ausreichende Menge dieses vitalen Co-Enzyms, und in einer perfekten Welt wären wir alle fähig, den Bedarf durch Nachschub aus unserer normalen Ernährung zu decken. Das Problem unserer modernen Ernährung ist jedoch, dass aufgrund zahlreicher Umstände, die später diskutiert werden, die meisten Nahrungsmittel als ernährungsphysiologisch verarmt angesehen werden müssen und es deshalb praktisch unmöglich ist, unseren Nachschubbedarf an NADH auch nur annäherungsweise zu decken.

Glücklicherweise kann dieser Bedarf nun durch die Verabreichung von zusätzlichem NADH abgedeckt werden. Durch die Einnahme von zusätzlichem NADH wird die Gesamtenergie, die durch die Trillionen von Zellen, welche unseren Körper ausmachen, erhöht, was ein längeres Leben zur Folge haben kann. Selbstverständlich kann es den natürlichen Alterungsprozess, welcher ja eine unverrückbare Tatsache des Lebens ist, nicht verhindern. NADH kann jedoch all die Symptome verhindern, welche normalerweise mit dem Altern verbunden sind und daher einfach akzeptiert und als Teil des Alterungsprozesses geradezu erwartet werden.

NADH ist für viele vitale Abläufe im Gehirn und im Körper verantwortlich, welche Verbesserung des Gedächtnisses, geistige Wachheit und die Fähigkeit, Entscheidungen zu treffen, umfassen. Zusätzlich kann es die sexuelle Aktivität erhöhen, die Stimmung aufhellen, die Körperkraft erhöhen und vieles mehr. NADH verhilft also nicht nur zu längerem Leben – es hilft auch mit, das Leben besser genießen zu können! Bei NADH wurde auch eine appetithemmende Wirkung beobachtet, indem es zu vermeiden hilft, dass im Übermaß gegessen wird. Deshalb ist es auch äußerst hilfreich bei all denen, die Schwierigkeiten mit der Einhaltung ihres Gewichtes haben.

Um zu verstehen, wie lebenswichtig NADH bei der Bekämpfung von Krankheiten und bei der Verlangsamung des Alterungsprozesses ist – und warum die Einnahme von zusätzlichem NADH gerade für Sie vorteilhaft sein könnte – wollen wir einen Blick auf die wichtigen Stoffwechseleigenschaften dieses Co-Enzyms im Körper werfen:

Zuoberst auf der Liste erscheint die primäre Rolle von NADH bei der Energieproduktion in jeder lebenden Zelle. Deshalb stellt die Ergänzung der Nahrung mit NADH für den Körper eine hochwillkommene Quelle zusätzlicher zellulärer – und somit grundsätzlicher – Energie dar.

Um weiterhin gesunde und effiziente Zellen produzieren zu können, benötigt der menschliche Körper eine einwandfreie und gesunde DNS (Vererbungsplan im Zellkern). Unglücklicherweise kann und wird die DNS jedoch häufig von außen attackiert. NADH spielt eine fundamentale Rolle bei der Reparatur der DNS.

Durch eine Vielzahl von Ursachen – allen voran eine Chemotherapie - können Zellen manchmal beschädigt werden; NADH ist bei der Reparatur und beim Ersatz von Zellen lebenswichtig.

Wir alle benötigen NADH, um uns erfolgreich gegen Krankheiten zu verteidigen. Es konnte gezeigt werden, dass ein Zusatz von NADH zur Nahrung das Immunsystem des Körpers kräftigt.

Jeder lebende Körper benötigt Antioxidantien, um gegen die Bedrohung von potentiell schädigenden freien Radikalen anzukämpfen. Schaden durch so genannte «Bösewichte» wird als Auslöser für rund 80 unterschiedliche Krankheiten angesehen. Unter all den bekannten Antioxidantien gilt NADH als das potenteste Antioxidans.

Im Gehirn werden chemische Stoffe produziert, die für das Gedächtnis, das Denken, für die Beurteilung des generellen Wohlbefindens und vieles mehr benötigt werden. Untersuchungen haben gezeigt, dass es uns dank NADH ermöglicht wird, diese Neurotransmitter genannten und manchmal ungenügend vorhandenen Substanzen zu produzieren. Dies kann besonders bei Leuten wichtig sein, die unter Depressionen leiden.

Wer braucht NADH ?

Da es in dieser Schrift in erster Linie um ein Nahrungsergänzungsmittel geht, welches auf einem Enzym mit erstaunlichen antioxidativen Eigenschaften beruht, das Energie freisetzt, ist es vielleicht sinnvoll, kurz darauf einzugehen, wer denn überhaupt Nahrungsergänzungsmittel zu sich nehmen sollte.

Wir sind alle verschieden. Einige Leute haben spezielle ernährungsphysiologische Bedürfnisse, welche durch spezielle Zusätze abgedeckt werden können; für andere ist eine vorbeugende Einnahme vorteilhaft. Viele Fachleute im Gesundheits- wesen sind sich heute einig, dass ein guter Teil der Gesundheitsprobleme durch eine unausgewogene Zufuhr von Nährstoffen verursacht werden.

Sicher ist es keine neue Idee, dass eine ausgewogene Ernährung für einen gesunden Körper maßgeblich ist. Heute ist es aber immer offensichtlicher, dass einige so genannte gesunde Diäten in Tat und Wahrheit unseren grundsätzlichen Ernährungsbedürfnissen alles andere als gerecht werden. Seit vielen Jahren wurden wir immer wieder dazu ermuntert, uns gesund, natürlich, ausgewogen und mit frischen Nahrungs- mitteln zu ernähren – und im großen Ganzen richteten wir uns sogar danach!

Über die Zeit haben wir Konsumenten großen Druck auf den Markt ausgeübt und erzwangen so eine Zunahme der Verfügbarkeit von so genannten «Bio-Produkten», und die Hersteller und Lieferanten haben sich auf diese Bedürfnisse ausgerichtet. Das Resultat entspricht hingegen nicht dem, was wir eigentlich erwarteten. Viele der eingekauften Nahrungsmittel scheinen aber nur, als ob sie ausgewogen wären. Tatsächlich sind sie nicht nur auf nährstoffarmen Böden gewachsen, sondern verloren darüber hinaus viele wertvolle Nährstoffe, welche wir uns von ihnen erhofften, durch die Verarbeitungs- und Herstellmethoden im industriellen Maßstab.

Intensive Landwirtschaft, Nahrungsmitteltechnologie, künstliche Düngemittel, Pestizide und der Kostendruck, dem die Bauern ausgesetzt sind, führen dazu, dass das, was auf unsere Teller kommt, vor allem auf wirtschaftlichen und nicht auf gesundheits- und umweltorientierten Überlegungen beruht. Traurig genug, dass viele Nahrungsmittelhersteller weniger darauf aus sind, unsere Mägen mit guten Produkten, als ihre Taschen mit gutem Geld zu füllen. Eine drastische Verarmung unserer Nahrungsmittel an natürlichen Vitaminen und Mineralstoffen bedeutet, dass wir, wenn wir keine Nahrungs- ergänzungsmittel zu uns nehmen, einen erheblichen Mangel an lebenswichtigen Nährstoffen erleiden können.

Offensichtlich führte die Entmineralisierung unserer Böden (durch Umweltverschmutzung und intensive Landwirtschaft) zu einer Entmineralisierung unserer Nahrung und infolgedessen zur Mangelmineralisierung unseres Körpergewebes. Es wird von verschiedenen Seiten behauptet, dass dies durchaus einer der vielen Faktoren für eine Unzahl moderner Krankheiten und Gebrechen sein könnte.

Die landwirtschaftlichen Produkte, die bereits an Nährstoffen verarmt sind, wenn sie die Lagerhallen der Großhersteller erreichen, werden bei der Weiterverarbeitung noch zusätzlich belastet, was schließlich zu völlig nährstoffarmen, ja geradezu denaturierten Fertigprodukten führt. Obwohl diese «unnatürlichen» Produkte durchaus unseren Magen füllen und Hunger stillen können – unser Organismus fühlt sich durch die vielen «leeren» Kalorien ohne essentielle Nährstoffe betrogen.

NADH kommt in jeder Zelle von lebenden Organismen vor, also auch im Pflanzen- und Tierreich. Demzufolge sollte NADH natürlicher Bestandteil der täglichen Nahrung sein. Obwohl Leute, die Fleisch essen, besser dastehen könnten als Vegetarier, da Fleisch reicher an NADH ist als Gemüse und andere vegetarische Nahrungsmittel, gilt es heute als erwiesen, dass sowohl Vegetarier wie auch Fleischesser allmählich unter NADH-Mangel leiden können.

Warum? Weil das mit der Nahrung aufgenommene NADH entweder durch das Kochen der Speisen verloren geht oder aber noch im Verdauungstrakt von der Magensäure vorzeitig abgebaut wird.

Auf Ihr Auto übertragen, würde sich dieser Mangel an essentiellen Nährstoffen folgendermaßen auswirken: Ihr Wagen würde mit verwässertem Benzin gar nicht erst starten, und wenn doch, kaum richtig fahren und Schaden nehmen. Und wenn Sie herausfinden würden, was für Benzin man Ihnen angedreht hat – wäre es Ihnen gleichgültig, oder würden Sie sich bei der Tankstelle beschweren? Ebenso wie Sie Ihr Auto nur mit gutem Benzin betanken wollen, verdient auch Ihr Körper nur die beste Nahrung, wenn Sie nicht mit einem angeschlagenen, müden System leben wollen, das möglicherweise irgendwann zusammenzubrechen droht.

Auch wenn Sie sich einer guten Gesundheit erfreuen; eine gezielte Anreicherung Ihrer Ernährung bietet Ihnen eine relativ preiswerte und sichere Gesundheitsversicherung. Tatsache ist, dass jeder «Körper» nur qualitativ hochwertige Nahrungsergänzungsmittel verdient. Ergänzungsmittel können generell die Fitness und das Wohlbefinden verbessern, vor vorzeitigem Altern schützen und das Immunsystem unterstützen. Viele Leute fühlen sich oft vitaler, gesünder und kräftiger, wenn sie Ergänzungsmittel zu sich nehmen. Also kann man behaupten, dass die Einnahme von qualitativ hochwertigen Ergänzungsmitteln durchaus Sinn macht.

Was ist ein Antioxidans?

Wie bereits erwähnt, ist NADH das leistungsfähigste biologische Antioxidans. Lassen Sie uns deshalb näher darauf eingehen, was ein Antioxidans ist und was es macht.

Es gilt als gesichert, das Antioxidantien vorteilhaft für die Aufrechterhaltung eines gesunden Immunsystems sowie für die Langzeitintegrität der Körperzellen und der Gewebe sind. Antioxidantien machen die potentiell schädigenden Substanzen, welche «freie Radikale» genannt werden, unschädlich. Diese werden im Körper während der normalen Stoffwechselvorgänge und bei der Abwehr von Krankheiten gebildet. Freie Radikale enthalten ungepaarte Elektronen, welche, wenn sie einmal freigesetzt sind, andere Moleküle suchen, um mit ihnen zu reagieren. Diese Reaktion wird Oxidation genannt (Oxidation = chemische Zersetzung, z. B. Verrosten bei Eisen), und sie kann die DNS und die Zellwände beschädigen. Dadurch können negative Effekte entstehen und Krankheiten ausbrechen.

Um zu verstehen, wie Antioxidantien funktionieren, müssen wir zuerst über das Oxidationsmittel, den Sauerstoff, sprechen. Wir alle wissen, dass wir ohne Sauerstoff nicht leben können. Ohne Atmung geht gar nichts. Wenn wir atmen, geht Sauerstoff in unser Blut über und wird zu den Zellen transportiert. Wenn er dann von den Zellen aufgenommen wird, dient Sauerstoff als Grundlage für viele äußerst wichtige Prozesse, die sich in unseren Zellen abspielen. Hingegen kann derselbe Sauerstoff in Form von freien Sauerstoff-Radikalen unser Gewebe oxidieren. Er kann gewissermaßen unser Gewebe zum «Rosten» bringen. Sauerstoffabfallprodukte, Lipofuszine genannt, können sich in Organen wie Herz und Gehirn ablagern und zu einer Braunverfärbung der Gewebe führen. Diese Flecken sind Anzeichen des Alterns. Je älter wir werden, desto auffälliger werden diese Flecken.

Um diesen Vorgang zu verstehen, stelle man sich einen Apfel vor. Wenn man diesen in Stücke schneidet und die Schnitze an der Luft stehen lässt, verfärben sie sich braun. Denn durch den Sauerstoffgehalt der Luft oxidiert die Oberfläche der Apfelstücke. Der Prozess ähnelt demjenigen, der sich abspielt, wenn in unserem Körper freie Sauerstoffradikale entstehen. Wenn wir hingegen Zitronensaft auf die Schnitze geben, verfärben sie sich nicht, weil Zitronensaft reich an Vitamin C ist, welches als Antioxidans wirkt. Zitronensaft stoppt den Oxidationsprozess und verhindert «das Rosten» des Apfels. Antioxidantien machen genau dasselbe in unserem Körper.

Oxidation lässt unsere Arterien altern, was sie brüchig machen kann. Jede unserer Körperzellen enthält DNS (Desoxyribonucleinsäure), welche der Zelle sagt, was sie zu tun hat und was nicht. Bei jeder Zellteilung wird die DNS in die neu entstehende Zelle kopiert. Oxidation stört diesen Prozess und führt zu einer Beschädigung der DNS. Dies kann zu Krebserkrankungen und zu vorzeitigem Altern von Gewebestrukturen führen.

Ebenso kann das Immunsystem beschädigt werden und die Augen können durch Beschädigung der Linsen (grauer Star) und der Retina altern.

Antioxidantien schützen nicht nur – sie unterstützen unser Immunsystem auch im Kampf gegen bereits bestehende Krankheiten. Unser Immunsystem ist als Abwehrmechanismus äußerst wirksam, es sei denn, es ist durch Umwelteinflüsse geschwächt. Antioxidantien unterstützen normale immunologische Vorgänge und helfen nach durchgemachten Krankheiten, diese wieder in Gang zu bringen.

Die Stimulation des Immunsystems durch das Hinzufügen von Antioxidantien zur Nahrung, ist ein Gebiet von steigendem Interesse zur Vorbeugung und möglicherweise auch zur Heilung von Krebs. Experimentelle Untersuchungen haben gezeigt, dass gesunde Menschen, die zu einem späteren Zeitpunkt an Krebs erkrankten, eine niedrigere Menge antioxidativ wirksamer Nährstoffe in ihrem Organismus hatten, ver- glichen mit Menschen, die gesund blieben.

Möglicherweise haben Sie von anderen, gut bekannten Antioxidantien gehört, wie den Vitaminen A, C und E und dem Spurenelement Selen. Was Ihnen wohl nicht bekannt sein dürfte ist, dass NADH nicht nur ein weitaus größeres antioxidatives Potential aufweist als diese; es steht im Ruf, als «Super- Substanz» unter den natürlichen Antioxidantien zu Werke zu gehen. Offenbar werden auch die anderen Antioxidantien durch NADH regeneriert, um gegen krankheitsverursachende freie Radikale anzukämpfen. Nur wenige Moleküle dieser Super-Substanz NADH genügen, um eine Kettenreaktion in Gang zu setzen, bei der verbrauchtes Vitamin C wieder in aktives Vitamin C umgewandelt wird. Was noch bemerkenswerter ist, ist die Tatsache, dass NADH exakt dasselbe bei Vitamin E zustande bringt.

Sicher, freie Radikale sind nicht nur von Nachteil. Wie bei allen Dingen ist es nur eine Frage des Gleichgewichts! Wie bereits weiter oben erwähnt, werden während des natürlichen Oxidationsstoffwechsels im Körper kleine Mengen freie Radikale als unvermeidliche Nebenprodukte gebildet. Aber es entstehen Probleme, wenn in unserem Körper ungleiche Mengen von Antioxidantien und freien Radikalen vorkommen. Dies kann man mit einem Fußballspiel vergleichen, bei dem eine Mannschaft mehr Spieler hat als die andere. Die kleinere Mannschaft ermüdet sehr wahrscheinlich viel rascher, weil die Spieler mehr rennen müssen, um die zusätzlichen Gegenspieler in Schach zu halten, während die größere Mannschaft zu mehr Torchancen kommt. Das kleinere Team verbraucht daher mehr Energie und muss diese durch zusätzliche Energiezufuhr abdecken. Ganz ähnlich ist es mit einem vermehrt benötigten Nachschub von Antioxidantien.

Es gibt noch viele weitere äußere Faktoren, die unsere Exposition zu freien Sauerstoffradikalen verstärken. Diese umfassen: Alkohol, Zigarettenrauch, Spuren von Umweltgiften und Schwermetallen - wie sie in Nahrungsmitteln und in Wasser zu finden sind -, UV-Strahlung und andere Formen von energiereichen Strahlungen, Stress und viele Medikamente wie z. B. Antibiotika. Auch wenn wir danach streben, unser Leben so wenig wie möglich durch Umweltgifte zu belasten, können wir kaum den oben erwähnten Störquellen entfliehen.

Wenn unser Körper durch diese externen Einflussfaktoren attackiert wird, kann er überreagieren, und die erhöhte Produktion von freien Radikalen kann auf ein gefährliches Niveau ansteigen. Die Schwierigkeiten beginnen, wenn wir nicht mehr genügend Antioxidantien bilden können, um den Überschuss an freien Radikalen wett zu machen. Wenn diesen freien Radikalen freier Lauf gewährt wird, können sie zu Bedingungen führen, die Herzkrankheiten, Krebs, Parkinson und Alzheimer, Allergien, Arthritis und viele andere bekannte Zivilisationskrankheiten nach sich ziehen. Mit anderen Worten: unser eigener Stoffwechsel kann uns attackieren!

Wie bereits erwähnt, kann Oxidation die DNS und die Zellwände schädigen und somit Tür und Tor für Krankheiten öffnen. Die Schädigungen können von sehr unterschiedlicher Natur sein: Fettoxidation (Ranzigwerden); reaktives Verschmelzen von Molekülen; Verunmöglichung von Zellen, Nährstoffe aufzunehmen und Abfallstoffe auszuscheiden; Zerreißen von Zellmembranen und damit Leckage von lebenswichtigen Zellbestandteilen - was meistens zu Zell- oder Gewebetod führt. Antioxidantien können dies verhindern, indem sie aufgrund ihrer chemischen Eigenschaften sofort mit Sauerstoff reagieren können. Dadurch können sie diesen zerstörerischen Oxidationsvorgang von vornherein unterbinden. Glücklicherweise kann man seinen eigenen Körper dadurch schützen, indem man ihm ausreichend qualitativ hochwertige Antioxidantien wie NADH zuführt.

Antioxidantien wie NADH sind wahrlich die besten Freunde des Menschen, da sie auch unser Immunsystem stimulieren.

Wenn sie nicht gerade dabei sind, auf dem biologischen «Schlachtfeld» freie Radikale abzufangen, dann arbeiten Antioxidantien zurückgezogen an der Basis und helfen, unser eigenes natürliches Abwehrsystem zu stärken, wenn es darum geht, bestehende oder aufkommende Krankheiten abzuwehren.

50

Es gibt auch eine Theorie, wonach Antioxidantien – und speziell NADH – möglicherweise äußerst wirksam im Kampf gegen das vorzeitige Altern sind. Man sagt, dass Zellen dann zu altern beginnen, wenn der DNS-Reparationsmechanismus nicht mehr effizient abläuft. Bei der Reparatur von DNS wird aber NADH benötigt, dessen Verfügbarkeit jedoch mit dem Alter abnimmt. Darüber hinaus werden viele der andauernden Attacken auf die zelluläre DNS durch freie Radikale verursacht. Auch dabei übt NADH seine antioxidative Wirkung aus und zielt auch auf diese gefährlichen Angreifer.

Was ist NADH?

Jede einzelne lebende Zelle, ob im Tier- oder im Pflanzen- reich, sei es eine einzelne Bakterie oder eine Zelle in unserem eigenen Körper, enthält Nicotinamid-Adenin-Dinucleotid-Hydrid (NADH) ein Co-Enzym, welches für die Bildung zellularer Energie unabdingbar ist. Zellen aus dem Tierreich produzieren und enthalten mehr NADH, weil Tiere mehr Energie für die Bewegung benötigen, während Pflanzen sich kaum bewegen und folge dessen auch deutlich weniger NADH enthalten (dies ist auch der Grund, weshalb Vegetarier oft unter NADH-Mangel leiden – und wesentlich von einer täglichen Zufuhr durch eine ergänzende Diät profitieren können!). Die größten Konzentrationen von NADH findet man in Körperorganen, die sehr aktiv sind oder sehr viel Energie verbrauchen, wie das Gehirn oder die Muskelzellen. Die Zellen des menschlichen Herzmuskels enthalten pro kg Gewebe z.B. bemerkenswerte 90 Mikrogramm NADH. Dieses ermöglicht schließlich auch den Zellen, sich jede Sekunde zusammenziehen zu können, und zwar ein Leben lang – 3600mal in jeder Stunde! Demgegenüber ist eine Zelle aus der Kartoffel nicht so fleißig: sie enthält lediglich 0,2 Mikrogramm pro kg.

Wir alle werden mit einer ausreichenden Menge NADH geboren und sind gezwungen, unseren Bedarf durch die Ernährung zu decken, da NADH – wie einige andere, lebenswichtige Substanzen – nicht durch den Körper selbst hergestellt werden kann. Eine nährstoffarme Ernährung oder eine unzu- reichende Nährstoffabsorption können jedoch zu einem Mangel an NADH führen, und – da die Energieproduktion von Zelle zu Zelle stetig abnimmt – in einen Zustand der allgemeinen Schwäche oder sogar Krankheit führen.

Enzyme katalysieren biologische Prozesse zwecks Erzeugung von Stoffen (Molekülen), die der Körper zum Überleben benötigt. Man könnte sie mit einer Maschine in einem Herstellprozess vergleichen, welche durch ein spezielles Verfahren ein Material in ein anderes überführt. Oder wie Benzin, das man in den Tank des Wagens füllt. Dieses wird in Energie umgewandelt und versetzt wiederum den Wagen in Bewegung. Im Innern des Körpers katalysieren Enzyme die Nahrung und brechen sie in kleinere brauchbare Teile aus Wasser und Energie, um den Körper «zu betreiben». Ein Enzym ist aber nur so gut wie sein Co-Enzym, mit dem es zusammenarbeitet! Enzyme können nur dank Co-Enzymen ihre Arbeit verrichten. Ganz so, wie Autos Benzin benötigen.

Wenn einmal die Nahrung verdaut ist, werden die Bestandteile durch ein anderes Enzym in die Zellen hineintransportiert, dorthin, wo das Co-Enzym NADH seine Arbeit verrichtet und die Bestandteile in eine Form von Energie umwandelt, welche ATP (Adenosin-Triphosphat) genannt wird (mehr darüber weiter hinten). NADH zündet den Funken, den der Motor zum Anspringen benötigt. NADH-Mangel hingegen führt zu einem Mangel an Energie auf zellulärer Ebene, was schließlich zum Symptom der Müdigkeit führt – der Körper fühlt sich an wie ein Auto, das kein Benzin mehr hat – und wer hat das nicht dann und wann auch schon erlebt? Je mehr NADH den Zellen unseres Körpers zur Verfügung steht, desto energiereicher fühlt man sich. Leider, wie schon früher erwähnt, nehmen die Mengen an NADH mit dem Alter ab und ebenso die Enzyme, die von NADH abhängen – insbesondere jene, welche da sind, um Energie zu liefern.

In anderen Worten verfügt ein Enzym, welches vom Körper selbst produziert wird, nur dann über die Fähigkeit, seine Arbeit auch wirklich zu verrichten, wenn eine ausreichende Menge an Co-Enzym zur Verfügung steht, welches aber der Körper nicht in der Lage ist selbst herzustellen. Und da diese eben nicht in dem Ausmaß in unseren Nahrungsmitteln vorkommen, wie wir es gerne hätten – verbunden mit der Tatsache, dass es kein Leben ohne Altern gibt, müssen wir immer wieder feststellen, dass es in zunehmendem Maß schwierig ist, unseren Bedarf an NADH zu decken. Das ist der Grund, weshalb wir alle von diätetischen Ergänzungsmitteln profitieren könnten, welche uns «aufpowern».

Was bewirkt NADH tatsächlich?

NADH wurde erstmals vor 90 Jahren durch Forscher in Hefe entdeckt, und seitdem wurde immer wieder in biochemischen Lehrbüchern darüber geschrieben. Hingegen wurde erst in jüngerer Zeit eine Form gefunden, in welcher es als Ergänzungsmittel eingenommen werden kann. Es ist zu erwarten, dass man nun wesentlich häufiger davon hören wird.

Durch den erhöhten Energieoutput jeder einzelnen Körperzelle wird man alles in allem von vermehrt zur Verfügung stehender Energie profitieren. Dies kann zu Verbesserun- gen in folgenden Bereichen führen:

Durchhaltevermögen und Ausdauer – sowohl physisch wie psychisch!

Die Regulation des Cholesterinspiegels im Blut, des Blutdrucks und der zellulären Reproduktion.

Immunsystem

Die Fähigkeit, beschädigte DNS zu reparieren, was sonst möglicherweise zu degenerativen Krankheiten führen könnte.

Die Schnelligkeit und Effektivität der körperlichen Fähigkeit, geschädigte oder «ausgebrannte» Zellen zu reparieren.

Gedächtnis und psychisches Wohlbefinden – insbesondere Depression, da NADH die Produktion von Gehirnsubstanzen (Neurotransmittern) stimuliert.

Viele Zustände, sowohl psychische wie physische, welche wir als ganz normale Alterserscheinung ansehen.

NADH versorgt die Zellen mit der Energie, die sie benötigen, um am Leben erhalten zu werden – letztlich erhält es uns am Leben. Ohne Energie stirbt jede Zelle und wir wären nur noch ein großer Zellhaufen! Die ergänzende Einnahme von NADH ist also eine einfache Methode, um die Zellen mit der Energie zu versorgen, die sie benötigen und um folgerichtig den mentalen und physischen Energiezustand zu verbessern. Und wer könnte schon nicht damit leben?

Um zu verstehen, was NADH tatsächlich bewirkt, ist es hilf- reich, die Grundlagen zu verstehen, wie unser Körper eigentlich Energie erzeugt. Mit einfachen Worten gesagt, benötigt unser Körper zwei Dinge, nämlich Nahrung (Glukose) und Luft (Sauerstoff), um am Leben zu bleiben. Wir benutzen dann einen Prozess, genannt zelluläre Atmung, um diese beiden lebenswichtigen Stoffe in den Energieträger ATP zu verwandeln (Adenosin-Triphosphat, welches die primäre intrazelluläre Energiequelle ist). Jede Zelle benötigt diese Energie in Form von ATP – es lässt die Herzzellen schlagen, die Zellen der Lunge atmen, die Hirnzellen denken und hält uns generell am Leben!

Jetzt müssen wir aber noch etwas technischer werden und uns anschauen, wie dieser Prozess nun tatsächlich abläuft. Nach einer Mahlzeit speichert der Körper die verdaute Nahrung in Form von Glykogen, welches anschließend in Glukosemoleküle umgesetzt wird, die wiederum den sofortigen Energiebedarf abdecken. Diese Glukose wird dadurch zu einer Art Treibstoff, welcher benötigt wird, um Energie im Körper freizusetzen, so dass die Zellen die Arbeit verrichten können, welche ihnen von Geburt an zugedacht wurde. Genau gleich wie bei einem Auto, das man mit Benzin betankt, wird der Motor nicht funktionieren, wenn die Zündkerzen den Energieträger nicht zünden und schließlich den Motor in Gang setzen – genau das macht NADH: Es zündet das Benzin-Luft-Gemisch, welches den Druck erzeugt, der letztlich die Räder zum Drehen bringt.

Der menschliche Körper ist eine Art «Verbrennungsmaschine» und benötigt Energie, damit er funktioniert. Er muss atmen, essen und schlafen. Der Körper ist ein unglaublich kompliziertes System, das aus etwa 70 Billionen Zellen aufgebaut ist – eine Zahl, die für die meisten von uns unvorstellbar ist! Um am Leben zu bleiben, muss jede dieser Zellen Energie erzeugen – das ist der Grund, weshalb wir essen und atmen müssen. Jede dieser Zellen enthält Mitochondrien, in welchen diese Energie erzeugt wird. Die Mitochondrien sind die Kraftwerke der Zellen. Zellen arbeiten in Gruppen zusammen, welche die unterschiedlichen Teile des Körpers ausmachen und unterschiedliche Funktionen ausüben. Die Instruktionen für die Rolle jeder einzelnen individuellen Zelle des Ganzen werden in der DNS (Desoxyribonukleinsäure) archiviert.

Jedes einzelne Kraftwerk in der einzelnen Zelle produziert dieselbe Form von Energie – die ATP-Moleküle. Es ist dieser Prozess, der dafür verantwortlich ist, dass unser Körper die Luft gebrauchen kann, die wir atmen. Für nichts anderes braucht der Körper Sauerstoff; nur zur Herstellung von ATP. Jedes Mitochondrium enthält viele Motoren, die Luft aufnehmen, verbrennen und in Form von Kohlendioxid und Wasser wieder abgeben. Einmal durch NADH gezündet, verbrennt das Benzin und es entsteht Körperwärme. Das Ausmaß oder die Schnelligkeit, mit welcher diese Motoren ihre Funktion ausüben, bestimmen, was wir unter Metabolismus (Einfluss auf den Stoffwechsel) verstehen. Schnelle Motoren stehen für rasche und langsame Motoren für eher gemächlich ablaufende Stoffwechselreaktionen zur Verfügung. Genau wie der Nachschub von Sauerstoff und Glukose, wird auch NADH von außen in die Zelle hineingebracht – mittels der Nahrungsmittel, die gewissermaßen von der Außenwelt angeliefert werden. Sie beginnen nun zu erkennen, wie lebens- wichtig eine ausreichende Versorgung mit NADH ist – und wie wir nicht die Tatsache ignorieren können, dass es nicht einfach auf den Regalen der Supermärkte verfügbar ist, so wie wir es gerne hätten.

NADH repariert beschädigte DNS

DNS (Desoxyribonukleinsäure) ist ein Begriff, den die meisten von uns schon gehört haben – aber wissen wir tatsächlich, was das ist? Werfen wir doch einen näheren Blick darauf.

Die DNS ist das Archiv der Zelle. Sie ist für den Inhalt und die sichere Speicherung der genetischen Information innerhalb der Zelle verantwortlich. Jener Information, die exakt festhält, um was für eine Zelle es sich handelt und welche Funktion sie ausübt. Es ist die DNS, die genau unsere Identität und unver- wechselbaren Eigenschaften bestimmt. Man kann sagen, dass sie verantwortlich dafür ist, wer wird sind, da sie unseren Bauplan in sich birgt.

DNS ist so elementar, dass absolut sichergestellt werden muss, dass dieses genetische Material unverändert bleibt. Nur so wird garantiert, dass nach der Zellteilung die nächste Generation von Zellen genau gleich gebildet wird wie die Zellen, von denen sie abstammen. Wenn die DNS auf irgend eine Art durch äußere chemische oder physikalische Einflüsse verändert wird, können sich die neu entstehenden «Babyzellen» von den Elternzellen unterscheiden – und somit nicht mehr genau gleich funktionieren.

Unglücklicherweise sind wir zu Hause, in der Arbeit oder in der Freizeit regelmäßig Chemikalien ausgesetzt, ohne uns bewusst zu sein, wie schädlich diese möglicherweise sein können. Man möchte das vielleicht gar nicht wissen, aber die chemische Industrie produziert jährlich etwa 20.000 neue Verbindungen! Einige davon werden in Einsatz gebracht ohne genau zu wissen, wie toxisch diese auf bestimmte Organismen wirken. Vergessen wir dabei nicht, dass die meisten dieser Substanzen fernab von der Öffentlichkeit in Laboratorien oder ähnlichen Orten eingesetzt werden! Es wurde erkannt, dass in den letzten 20 Jahren die weitaus größte Anzahl aller Umwelt schädigenden Toxine chemische Substanzen sind, die im Haushalt oder bei der Arbeit zum Einsatz kommen! Schädliche Toxine können mit unserer DNS reagieren und wenn diese beschädigt ist, kann unser genetisches Material verändert werden. Dies kann die Grundlage sein für die Entstehung von Parkinson, Alzheimer, Krebs, Gedächtnisverlust, rheumatoider Arthritis und chronischer Müdigkeit, um nur einige der häufigsten degenerativen Zustände zu nennen, vor denen wir uns im hohen Alter fürchten. Darüber hinaus können sich einige dieser Krankheiten erst Jahre nach dem ausschlaggebenden Kontakt mit dem Toxin manifestieren.

Glücklicherweise verfügt der menschliche Körper über ein eigenes System, um veränderte DNS zu reparieren. Es wurde erkannt, dass NADH bei diesem Prozess eine Schlüsselrolle spielt. In Studien wurde gezeigt, dass das DNS-Reparationssystem umso besser funktioniert, je höher der NADH-Level im Körper ist. Mit anderen Worten: NADH ist ein extrem wichtiges «Instrument» in unserem biologischen Werkzeugkasten.

NADH hilft Patienten mit chronischem Müdigkeitssyndrom

Das Chronische Müdigkeitssyndrom (CMS oder Englisch CFS für Chronic Fatigue Syndrome) ist eine äußerst behindernde Störung unbekannter Ursache und ohne Heilungsmöglichkeit. Deshalb ist die Entdeckung, dass NADH Besserung bei weltweit Hunderttausenden von Betroffenen verschaffen kann, hochwillkommen. Die Möglichkeit, dass ein Ausfall der Energie von ATP die Ursache für CMS sein könnte, wird mit bisher doch einigem Erfolg an verschiedenen Zentren untersucht. Man erinnere sich an die Aussage im Kapitel «Was bewirkt denn NADH tatsächlich?», dass ATP die Energiequelle darstellt, die in jeder Zelle durch die zelluläre Atmung erzeugt wird, einem Prozess, der nur dank NADH in Gang kommt. Ein Mangel an ATP drückt sich in großer Müdigkeit, Kraftlosigkeit und Muskelschmerzen aus. Darüber hinaus verschaffen Ruhepausen keine Besserung oder Erholung und jede noch so geringe Anstrengung hat eine noch größere Erschöpfung zur Folge – alles Symptome, die den unter dem CMS Leidenden nur allzu bekannt sind.

Klinische Untersuchungen haben gezeigt, dass CMS-Patienten, die ergänzend NADH erhielten, über weniger Müdigkeit berichteten, gleichzeitig das Gefühl von erhöhter Kraft, größerer Ausdauer und auch einen mentalen Energieschub verspürten. Weitere gute Neuigkeiten sind, dass

NADH nicht toxisch ist und ohne unerwünschte Nebenreaktionen zusammen mit Medikamenten eingenommen werden kann.

Das CMS wird durch eine Kombination von verschiedenen Symptomen charakterisiert und ist nicht so klar beschreibbar, wie einige andere Krankheiten, welche mit hundertprozentiger Sicherheit festgestellt werden können. Es gibt keine eindeutigen Untersuchungen, mit denen klar aufgezeigt werden kann, ob jemand unter dem CMS leidet oder nicht. Die Diagnose ist also schwierig und macht das Gebrechen zu einer der am häufigsten falsch diagnostizierten Krankheiten. In den letzten Jahren stellten Ärzte am amerikanischen Zentrum für die Kontrolle von Krankheiten (Centre for Disease Control) versuchsweise eine Liste mit Kriterien zusammen, die es erlauben sollen, CMS sicherer zu diagnostizieren.

Kriterien für CMS:

Müdigkeit, die seit mindestens 6 Monaten anhält

Trockene Kehle

Verhärtete Lymphknoten

Unerklärbare Muskel- und Gelenksschmerzen

Über 24 Stunden anhaltende Müdigkeit nach Anstrengung

Kopfschmerzen

Störungen im Kurzzeitgedächtnis, Vergesslichkeit und Unfähigkeit sich zu konzentrieren

Schlafstörungen

Das CMS ist bestimmt keine neue Krankheit. Erste Fälle wurden vor über 100 Jahren beschrieben. Im Laufe der Zeit wurde die CMS mit verschiedenen Namen bezeichnet, z.B. mit «Yuppie-Grippe», «Epstein-Barr-Syndrom», oder auch «Chronische Müdigkeit» und «Immunsystemstörungssyndrom» (auf Englisch CFIDS oder Chronic Fatigue Immune Dysfunction Syndrome).

In gewissen medizinischen Kreisen glaubt man sogar, dass das CMS im nächsten Jahrhundert ein epidemisches Ausmaß annehmen könnte. Untersuchungen haben gezeigt, dass viele Patienten die CMS-Symptome nach einem viralen Infekt oder nach einem speziell stressreichen Ereignis zeigten. Alarmierenderweise wird auch vermehrt über Fälle bei Kindern und jungen Erwachsenen berichtet. Die meisten dieser Fälle findet man bei Menschen, die in ihrer Vorgeschichte unter Allergien litten oder andere Krankheiten durchmachten, welche den Einsatz von starken Antibiotika erforderten. Es sei nochmals auf das Kapitel «Was ist ein

Antioxidans?» hingewiesen, wo berichtet wurde, wie einige Antibiotika die Menge an freien Radikalen im Körper erhöhen können – und wie effizient NADH als antioxidativ wirkende Substanz diese potentiell schädigenden Chemikalien unschädlich machen und das Risiko eines Schadens vermeiden kann. Dies ist also ein weiterer guter Grund, die Nahrung und auch die der Kinder mit NADH zu ergänzen!

NADH und Parkinson

Zunächst wollen wir uns damit befassen, was für eine Krankheit Parkinson tatsächlich ist. Während vieler Jahre wurde Parkinson als eine typische Alterskrankheit angesehen. Die Meinung musste aber revidiert werden, als öffentlich bekannt wurde, dass der junge Schauspieler Michael J. Fox unter Parkinson litt. Parkinson ist eine degenerative Störung des Gehirns, welche sich zunächst durch zittrige Lippen und Hände sowie durch eine verkrampfte Muskulatur ausdrückt. In einer fortgeschrittenen Phase zittert der ganze Körper, der Gang ist schleppend oder das Vorwärtskommen wird gar völlig unmöglich.

Parkinson bricht aus, wenn Hirnzellen, welche für die Produktion von Dopamin verantwortlich sind, absterben (Dopamin ist ein Neurotransmitter, ohne den das Zentralnervensystems nicht funktionieren kann). Glücklicherweise haben Untersuchungen bewiesen, dass NADH die Dopaminproduktion fördert und das Enzym Tyrosinhydroxylase (TH) stimuliert, welches eine Schlüsselverbindung bei der Produktion von Dopamin ist. Eine führende Studie, welche an einer deutschen Universitätsklinik an einer Reihe von Parkinsonpatienten durchgeführt wurde, welche NADH erhielten, zeigte einen erhöhten Dopaminblutspiegel. Dies könnte durchaus ein Hauptargument sein, diese Krankheit mit NADH zu behandeln.

Ein klassisches Medikament zur Behandlung von Parkinson ist Sinemet™, ein Kombinationspräparat, das L-Dopa und einen Decarboxylasehemmer enthält. Diese Behandlung wurde ursprünglich von Dr. Georg Birkmayers Vater, Walter Birkmayer, im Jahre 1961 eingeführt. Wie in der Einführung berichtet, entdeckte der Arzt und Wissenschafter Georg D. Birkmayer die Bedeutung von NADH als erster und machte es als Nahrungsergänzung verfügbar.

Die Therapie mit Sinemet™ basiert auf Substitution. Oder anders gesagt, es dient dazu, dass Dopamin wegen der verminderten Herstellung im Gehirn ersatzweise von außen zugeführt wird. Durch die Einnahme von L-Dopa werden viele Patienten von ihren Symptomen befreit; sind weniger steif und werden wieder beweglicher. L-Dopa hat aber auch einige Nachteile. Insbesondere reduziert es die Aktivität des körpereigenen Enzyms, welches normalerweise Dopamin produziert. So füllt es zwar künstlich die Lücke, aber hindert unseren eigenen Körper daran, das Defizit selbst auszugleichen. Ein weiterer Nachteil einer Behandlung mit L-Dopa ist der Weg, über welchen es vom Körper absorbiert wird. Dieser führt dazu, dass der ganze Körper und das Gehirn mit einer viel zu großen Menge von L-Dopa und Dopamin gewissermaßen überflutet werden muss – und dieses Unterfangen führt dazu, dass riesige Mengen von freien Radikalen gebildet werden, welche dann zusätzlich die bereits degenerierten Bereiche im Gehirn noch mehr schädigen können.

Wegen der eben erwähnten Nachteile der konventionellen Behandlung richtete sich die Aufmerksamkeit auf NADH, welches auf natürliche Weise den menschlichen Körper zur Produktion von eigenem L-Dopa stimuliert und damit die Notwendigkeit zum Auffüllen des Defizits mit Arzneimitteln überflüssig macht. Verschiedene Untersuchungen haben die Wirksamkeit in Form einer Verbesserung der Beweglichkeit aufgezeigt – manchmal in nur zwei Wochen bei einer täglichen Verabreichung von 5 mg.

Inzwischen wurde NADH bei der Behandlung von Tausenden von Patienten, die an Parkinson erkrankten, eingesetzt und eine überwältigende Mehrheit erfuhr eine bemerkenswerte Besserung, und zwar insbesondere nach per oraler Verabreichung und nicht mittels Injektion wie in einigen Fällen. Die ausgesprochene antioxidative Wirkung von NADH kommt auch als Hilfsmittel im Kampf gegen den Ausbruch dieser bedrohlichen Krankheit zum Tragen, weil ein Überschuss an freien Radikalen ebenso für die Entwicklung dieser und anderer neurodegenerativer Krankheiten verantwortlich gemacht werden kann! Um es noch einmal zu wiederholen:

Eine ergänzende Einnahme von NADH, dem stärksten natürlichen Antioxidans, kann ein wichtiges Element zur Vorbeugung gegen diesen oder jenen Schwächezustand bilden.

NADH und Alzheimer

Alzheimer ist eine bedrohliche Krankheit, welche viele Familien heimsucht und nahezu zerstören kann. Es handelt sich dabei um eine neurodegenerative Krankheit der Hirnzellen und betrifft weltweit Millionen von älteren Menschen über 65. Ihre Ursache ist weitgehend unbekannt und es gibt keine Heilung. Die Symptome umfassen einen allmählichen Gedächtnisverlust, Desorientierung, nachlassendes Beurteilungsvermögen, Persönlichkeitsveränderungen und Verlust der Kommunikationsfähigkeit. Wenn jemand, den man kennt, von dieser schrecklichen Krankheit heimgesucht wird, kann sie ihn derart radikal verändern, dass man meint, man würde ihn überhaupt nicht kennen! Da NADH viele bemerkenswerte Fähigkeiten zu Tage gefördert hat, weil es atoxisch ist und zeitgleich sicher mit Medikamenten zusammen eingenommen werden kann, ist es bestimmt segensreich, es in die Hausapotheke eines jeden aufzunehmen, der an dieser Krankheit des Gehirns leidet oder auch nur Angst davor hat. NADH hat bereits bewiesen, dass es ermüdeten Hirnzellen neue Energie verleihen und dabei helfen kann, den Nachschub an chemischen Neurotransmittern im Gehirn zu fördern; dass es bekannt dafür ist, als hochwirksames Antioxidans gegen neurodegenerative Krankheiten anzukämpfen und eine wichtige Aufgabe bei der Reparation von Zellen und der DNS sowie bei der Kräftigung des Immunsystems erfüllt. Alles Stärken, die NADH auch als Mittel zur Unterstützung im Kampf gegen Alzheimer sehr empfehlen.

Eine wissenschaftliche Studie, welche die ergänzende Verabreichung von NADH bei Patienten mit Gedächtnisverlust vom Alzheimer-Typ berücksichtigte, zeigte messbare Verbesserungen. Als Folge davon ist jetzt eine andere Untersuchung am Departement für Neurologie des Medizinischen Zentrums der Georgetown Universität in den USA im Gang. Der Studienleiter Dr. Cohan hält Folgendes fest: «NADH ist eine natürlich vorkommende und gut verträgliche Verbindung, welche in Europa in vorläufigen Versuchen an Alzheimerpatienten viel versprechende Resultate zeigte. Vorderhand gibt es noch keine von der amerikanischen Gesundheitsbehörde (FDA) abgesegnete und gesicherte Behandlung und Therapie für Alzheimer-Patienten, und so ist die erwähnte Untersuchung ein erster Schritt zu der Erkenntnis, dass dieses Co-Enzym von möglichem Wert für Alzheimer-Patienten ist.»

NADH bei Depressionen

Es sieht beinahe so aus, als ob NADH der Natur ureigenstes Antidepressivum ist. Untersuchungen an Patienten, welche unter depressiven Symptomen litten, zeigten, dass alle von einer ergänzenden Verabreichung von NADH profitierten! In vielen Fällen können Störungen des Gleichgewichts von chemischen Neurotransmittern im Gehirn die Ursache von Depressionen sein. Studien haben gezeigt, das NADH die Produktion von vielen verschiedenen Neurotransmittern fördert wie Dopamin, Noradrenalin und Serotonin, von denen man weiß, dass alle eine Rolle beim Ausbrechen von Symptomen des depressiven Formenkreises spielen.

So hat speziell Dopamin einen positiven Einfluss auf eine ganze Reihe von Hirnfunktionen, unter anderem jenen, die für die Konzentrationsfähigkeit verantwortlich sind. Die Antriebskraft, die Libido, die Entscheidungsfreudigkeit und die Stimmung werden positiv beeinflusst. Es hilft auch bei der Kontrolle des Appetits (Unterdrückung von Heißhunger) und verbessert den Schlaf. Weitere gute Nachrichten sind, dass NADH mit keinen der regelmäßig zur Behandlung von Depressionen verschriebenen Medikamenten unerwünschte Wechselwirkungen eingeht und daher mit größtmöglicher Sicherheit angewendet werden kann.

Depression ist eine behindernde Störung, welche sowohl die psychische als auch die physische Aktivität, die Emotionen, die Stimmung und das allgemeine Verhalten negativ beeinflusst und oft das normale aktive Leben einer Person total verändert.

Die Symptome sind mannigfaltig und unterschiedlich und können sein:

Freudlosigkeit

Interesselosigkeit

Verschlechterte Konzentrationsfähigkeit

Schlaflosigkeit

Veränderter Appetit

Zwanghaftes Hintersinnen

Genereller Pessimismus

Schuld- und/oder Angstgefühle

Libidoverlust

Suizidgedanken

In einer wissenschaftlichen Versuchsanordnung, bei der NADH zur Behandlung von Patienten mit Depression von unterschiedlicher Symptomatik eingesetzt wurde, erfuhren nicht weniger als 93 % eine Besserung.

Weltweit gibt es inzwischen eine große Anzahl von Patienten, welche nun schon seit Jahren täglich NADH zu sich nehmen. Darüber hinaus sagen mittlerweile viele Ärzte, dass NADH die beste antidepressiv wirksame Substanz ist, mit der sie je gearbeitet haben. Ein weiterer Vorteil ist, dass bisher kein einziger Patient, der diese ergänzende Substanz einnahm, sich über irgendwelche Nebenwirkungen beklagte.

NADH und Leistung

Forscher haben seit kurzem begonnen, den potentiellen Einsatz von NADH im Zusammenhang mit sportlichen Leistungen zu untersuchen. Im Wissen um all die Körperfunktionen, die durch NADH unterstützt werden, erscheint es zumindest theoretisch als wahrscheinlich, dass sportliche Leistung verbessert werden kann.

NADH ist von ausschlaggebender Bedeutung bei der Energieproduktion jeder einzelnen der Billionen Körperzellen und ein Mangel äußert sich zwangsläufig irgendwo als Energiemanko. Wenn auch nur in einem kleinen Teil des Körpers nicht alles einwandfrei oder nahe am Kapazitätsoptimum funktioniert, so gibt es wie bei einer Maschine Folgewirkungen auf den Rest des Systems und im Endeffekt leidet darunter die Gesamtleistung in erheblichem Ausmaß. Und weil die meisten Nahrungsmittel, die wir konsumieren, nährstoffarm sind, läuft der Motor der meisten Leute ohne entsprechende Ergänzungsnahrung nicht mit allen Zylindern.

Eine Anzahl von Fahrradfahrern und Langdistanzläufern, welche ihren Sport wettkampfmäßig betreiben, wurden während einer Diät mit zusätzlicher Verabreichung von NADH näher beobachtet. Dabei hielten Forscher ihre Reaktionszeiten, die physische Leistung und die Qualität der Leistung fest. Um einen Vergleich anstellen zu können, wurden die

Athleten vor Beginn und nach der ergänzenden Diät den gleichen Tests unterworfen. Die ganze Testreihe wurde also nach vier Wochen täglicher Verabreichung von 5 mg NADH vor dem Frühstück wiederholt. Während dieser Testphase behielten die Sportler die Trainingsintensität und -häufigkeit und auch andere Faktoren ihrer Lebensweise bei, wie z.B. die Schlafdauer, feste und flüssige Ernährung, Arbeitsbelastung usw.

Nach vier Wochen zeigten die meisten Athleten eine Verbesserung ihrer Reaktionszeit, und ihre physische Leistung wie auch die maximale Sauerstoffaufnahme konnte gesteigert wer- den. Es könnte sein, dass einige Verbesserungen dadurch zustande kamen, weil die getesteten Personen vor der Untersuchung einen NADH-Mangel hatten oder weil die ergänzende Verabreichung von NADH die Dopaminproduktion im Gehirn ankurbelte – und dadurch die Munterkeit und Wachsamkeit gefördert wurde. So oder so, die Resultate sprechen für sich: die Leistung konnte gesteigert werden! Sehr wahrscheinlich führte letztlich ein durch die NADH-Verabreichung herbeigeführter Anstieg der ATP-Produktion (zelluläre Energie) zu diesen erstaunlichen Leistungssteigerungen.

Ein anderer faszinierender Test wurde mit einer Mannschaft des europäischen Spitzenfußballs durchgeführt. Alle Fußballer wurden gebeten, während eines Monats täglich zusätzlich etwas NADH einzunehmen. Vor und nach dieser Periode wurden jedem Spieler Blutproben genommen, welche ganz klar einen Anstieg des L-Dopa-Spiegels von 30-100 % nach Verabreichung von NADH aufzeigten. Wie bereits weiter vorne erwähnt wurde, wird L-Dopa im Gehirn zu Dopamin umgewandelt – einem Neurotransmitter, der für die Muskelkraft, die Reaktion und die instinktiven Bewegungen sowie für den emotionalen und sexuellen Antrieb verantwortlich gemacht wird. Die meisten Spieler zeigten auch einen Anstieg an Noradrenalin, welches die Munterkeit, die Konzentration und das Vermögen, mit Stress umzugehen, verbessert. Selbstverständlich sprachen nicht nur die Resultate der Bluttest für sich, sondern auch die Spieler berichteten, sich besser zu fühlen und wesentlich wacher zu sein.

Auch wenn Sie nicht Spitzensportler sind, kann NADH Sie mit mehr Energie, Power, Vitalität und mentaler Aktivität versorgen. Und selbst nach Einnahme hoher Dosen ist NADH weder toxisch, noch kommt es zu unerwünschten Nebenwirkungen.

Weitere Untersuchungen und klinische Tests sind im Gang, um das ganze Potential von NADH und dessen Einfluss auf die Leistung von Sportlern besser verstehen zu lernen, und wir werden in Zukunft zweifellos mehr darüber hören. Aber warten Sie nicht darauf! Nehmen Sie jetzt Ihr ergänzendes NADH – und holen Sie Ihre Laufschuhe hervor!

NADH und das Gedächtnis

Das Gehirn ist das Kommandozentrum für den Körper. Ohne sich dessen bewusst zu sein, ist das Gehirn rund um die Uhr damit beschäftigt, alle Körperfunktionen zu kontrollieren und zu koordinieren. Es umfasst die riesige Zahl von 100 Milliarden Nervenzellen, wobei jede von ihnen die Fähigkeit hat, mit bis zu 10000 anderen Nervenzellen Kontakt aufzunehmen. Dadurch kann ein komplexer Schaltkreis aufgebaut werden, der täglich bis zu über 86 Milliarden einzelne Informationen abrufen kann. Das Gehirn stellt also jeden noch so cleveren Computer in den Schatten!

Das menschliche Gehirn ist so aufgebaut, dass es Informationen von innerhalb und außerhalb des Körpers aufnehmen, verarbeiten und speichern kann – ein Prozess, der bereits vor der Geburt beginnt. Ohne Gedächtnis hätten wir keine Vergangenheit und keine Zukunft, sondern nur eine ewige Gegenwart – so wie es bei krankhaftem Gedächtnisverlust (Amnesie) empfunden wird. Wissenschaftler erforschen das Gehirn seit vielen Jahren und haben es dabei wahrscheinlich besser untersucht als jedes andere Körperorgan; aber dennoch gibt es einige Verwirrung darüber, wie unser Gedächtnis tat- sächlich arbeitet. Auf einigen Gebieten sind sich die Experten aber einig, so z.B., dass eine Hauptvoraussetzung für das Gedächtnis die Erkennung ist (der Prozess des Empfangens von Signalen aus der Umwelt durch unsere fünf Sinne) und dass äußere Reize biochemische Reaktionen in den Zellen des Zentralnervensystems auslösen.

Neurotransmittoren spielen bei all diesen Prozessen eine wichtige Rolle, insbesondere Adrenalin, Noradrenalin und Dopamin. Und wenn deren Produktion gesteigert werden könnte, würde unsere Fähigkeit des Erkennens entsprechend gesteigert. Das Enzym, welches die Dopaminmenge limitiert, ist zugleich auch fähig, Information zu speichern und eine größere Menge desselben würde demzufolge auch die Gedächtnisleistung erhöhen. Untersuchungen haben gezeigt, dass NADH sowohl die Produktion dieses Enzyms als auch die von Dopamin stimulieren kann. Also sollte damit auch das Gedächtnis verbessert werden können.

Wie bereits im Kapitel über NADH und Parkinson berichtet, gilt es als bewiesen, dass NADH den Dopaminspiegel im Gehirn erhöhen kann. Die Forschung konnte zeigen, dass bei bis zu 80% aller Patienten, die ergänzend NADH erhielten, ein günstiger klinischer Effekt im Hinblick auf ihre kognitive Leistung zu beobachten war.

NADH bei Alterung und Krankheit

Wir alle glauben, dass Altern sein müsse, weil es eine Gewissheit des Lebens sei. Haben Sie aber je darüber nachgedacht, was sich biologisch abspielt, wenn wir altern? Altern ist, ein hochkomplexer biologischer Prozess, der mit einer generellen Verminderung der Leistungsfähigkeit unserer körperlichen Organe einhergeht. Aber was an dieser Stelle am meisten interessieren sollte ist, dass es beim Altern in erster Linie um eine allmähliche Herabsetzung des Energiehaushalts geht. Je älter wir werden, desto mehr nimmt der Level an NADH und damit verbunden die Menge an Energie ab, die von unseren Zellen produziert und abgegeben werden kann.

Wenn das Energieniveau irgendwelcher Zellen unter einen gewissen Schwellenwert absinkt, werden diese Zellen absterben und das Gewebe wird degenerieren. Wir haben bereits an früherer Stelle in dieser Abhandlung erwähnt, welch wichtige Bedeutung NADH bei der Energieproduktion aller lebenden Zellen hat. Je mehr NADH den Zellen zur Verfügung gestellt wird, desto mehr Energie können die Zellen erzeugen und demzufolge werden sie und wir selbst als Ganzes am Leben bleiben. Wenn NADH in ausreichender Menge zur Verfügung steht, wird das körpereigene DNS-Reparationssystem mit optimaler Effizienz funktionieren, was wiederum von wesentlicher Hilfe beim Schutz vor einer ganzen Reihe von degenerativen Krankheiten ist, von denen viele mit dem Alter in Verbindung gebracht werden.

Eine andere Waffe im Arsenal gegen das Altern sind die ausgesprochenen Fähigkeiten von NADH als Antioxidans. Dadurch wird der Körper befähigt, im Kampf gegen die Angreifer - in Form von freien Radikalen – gut dazustehen. Diese Angreifer können das System übel zurichten, Zellen beschädigen und Tür und Tor für Krankheiten öffnen.

NADH kann den Alterungsprozess nicht völlig stoppen, aber wenn man älter wird, sollte man versuchen, den NADH-Level wenigstens auf demjenigen in jüngeren Jahren zu halten. Wenn wir alle dies tun würden, wäre es sehr wahrscheinlich, dass wir alle uns wesentlich jünger fühlen würden und wir weitaus länger aktiv wären. Und wesentlich wichtiger noch, wir würden aktiv daran teilnehmen, das Aufkommen von vielen Krankheiten, die mit dem Alterungsprozess in Zusammenhang gebracht werden, zu vermeiden.

Von all den Errungenschaften, welche die medizinische Forschung in den letzten Jahren mit sich brachte, sollte jeder persönlich in Betracht ziehen, dass die Erkenntnis über die Bedeutung von NADH wohl eine der wichtigsten Entdeckungen ist. Dank dieses einfachen Nahrungsergänzungsmittels haben wir heute zum ersten Mal eine reale Möglichkeit, unseren Körper vor dem Altern und unser Leben vor Krankheiten zu schützen.

Zusammenfassung

NADH ist nicht mehr länger nur ein neues und wenig untersuchtes Nahrungsergänzungsmittel, über das nur in wissenschaftlichen Kreisen gesprochen wird. Es ist inzwischen für jedermann erhältlich, der über mehr physische oder psychische Energie verfügen möchte. Obwohl in diesem Bericht vieles über die erstaunlichen therapeutischen Vorteile dieses lebenswichtigen Co-Enzyms für Patienten, welche unter chronischen oder behindernden Krankheiten wie Parkinson, Alzheimer, chronischem Müdigkeitssyndrom und Depression leiden, gesagt wurde, kann NADH für jeden Körper, auch den Ihren, von Vorteil sein!

Gesundheitsvorsorge wird für uns alle immer wichtiger, umso mehr wir erkennen, wie empfindlich wir auf Mangelernährung und Umweltgifte reagieren. Geld für Krankenversicherungen auszugeben ist das eine und hilft, bei Erkrankungen medizinische Behandlung zu bekommen. Hingegen Geld in NADH zu investieren ist eine Gesundheitsversicherung und könnte durchaus dazu führen, dass wir nie ernsthafter, medizinischer Betreuung bedürfen!

Wie bereits in einem früheren Kapitel erwähnt, wurden wir alle mit ausreichenden Mengen an NADH geboren. Und ohne Zweifel beabsichtigte Mutter Natur, dass die jeweils benötigten Mengen durch unsere Ernährung, welche wir im

Verlauf unseres Lebens zu uns nehmen, abgedeckt würden. Traurigerweise hat die Menschheit vieles dazu beigetragen, den ursprünglichen Plan von Mutter Natur zu sabotieren. Andererseits wird uns langsam bewusst, dass viele Nahrungsmittel oft nur so aussehen, als ob sie gut für uns wären, aber letztlich eher schädlich sind. Wenn wir bis ins hohe Alter und bis zum Lebensende physisch und psychisch bei Kräften bleiben wollen macht es schlichtweg Sinn, wenn wir unsere Nahrung mit etwas ergänzen, das so bedeutsam für jede einzelne unserer 60 Billionen Zellen unseres Körpers ist, wie eben NADH.

Quellen/Literaturverzeichnis

Coon MJ. «Oxygen activation in the metabolism of lipids, drugs and carcinogens.» Nutr. Rev. 1978; 36:319-328.

Halliwell B Gutteridge JMC «Oxygen toxicity, oxygen radicals, transition metals and disease.» Biochem. J. 1984; 219:1-14.

Cranton EM and Frankleton JP. «Free radical pathology in ageassociated diseases: Treatment with EDTA chelation, nutrition and antioxidants.» J. Hol Med. 1984; 6: 6-36.

Halliwell B Gutteridge JMC. «Role of free radicals catalytic metal ions in human disease: An overview»Methods Enzymol. 1990; 186: 1-85.

Tapel AL. «Lipid peroxidation damage to cell components.» Fed. Proc. 1973; 32: 1870-1874.

Gutteridge JMC, Halliwell B. Antioxidna in Nutrition, Health and Disease. Oxford: Oxford University Press, 1994.

Lehninger, AL. Vitamins and Co-Enzymes, Biochemistry, 2nd Ed.: 337-42: The John Hopkins University School of Medicine, New York: Worth Publishers Inc., 1975.

Alberts B, Bray D, Lewis J, Rff H, Roberts K, Watson JD. «Energy Conversion: Mittochondria and Chloroplasts.» Molekular Biology of the Cell , 3nd Edition: Garland Publishing Inc. 1994; 653-720.

Alberts B, Bray D, Lewis J, Rff H, Roberts K, Watson JD. «Energy Conversion: Mittochondria and Chloroplasts.» Molekular Biology of the Cell , 3nd Edition: Garland Publishing Inc. 1994; 653-720

Devlin, T.M. Biochemistry With Clinical Correlations, 3rd Ed.: 559-63. Hahnemann University School of Medicine, New York: Wiley Liss, 1992.

Fukuda K, Strauss SE, Hickie I et al. «The chronic fatique syndrome: a comprhensive approach to itsdefinition and study.» Internal Medicine 1994: 212:953-959.

Vrecko K, Birkmayer JGD, Krainz J. «Stimulation of dopamine biosynthesis in culture P12 pheochromocytoma cells by the Co-Enzyme nicotinamide adenide dinucleotide (NADH).» J.Neural. Transm. 1993; 5: 147-156.

Kuhn W Th, Winkel R, Danielczik S, Gerstner A, Hacker R, Mattern C, Przuntek H. «Parenteral application of NADH in Parkinson´s disease: clinical improvement partially due to stimulation of endogenous levodopa biosynthesis». J. Neural. Transm. 1996; 103:1187-1193.

Birkmayer W, Horsey Kiewic O. «Der L-Dioxyphenolalalin (L-Dopa) Effekt bei der Parkinson-Akinese». Wien: Klein. Wochenschr. 1961; 73: 787-788.

Birkmayer W, Birkmayer JGD, Vrecko C. Paletta B, Reschenhofer E, Ott. E, «Nicotinamide adenine dinucleotide (NADH) as edication for Parkinson`s disease. Experience with 415 patients». New Trends in Clinical Neuropharmakology 4(1) 7-24, 1990.

Birkmayer JGD. «The New Therapeutic approach for improving dementia of the Alzheimer type.» Ann. Clin. Lab. Sci. 1996; 26: 1-9.

Birkmayer JGD, Birkmayer W. «The Co-Enzyme nicotinamide adenide dinucleotide (NADH) as biologicalantidepressive agent experience with 205 patients. » New Trends n Clinical Neuropharmacology 1991; 5: 75-86.

Birkmayer, JGD & Vank, op. cit., 16

Vrecko K, Birkmayer JGD, Krainz J. «Stimulation of dopamine biosynthesis in culture p12 pheochromocytoma cells by the Co- Enzyme nicotinamide adenine dinocleotide (NADH). » J. Neural. Transm. 1996; 103: 1187-1193.

Birkmayer JGD, Vrecko C, Volc D, Birkmayer W. «Nicotinamide adenine dinucleotide (NADH) a new therapeutic approach to Park-

inson´s disease, comparisonof oral and paternal application».Actal
Neurol. Scand. 1993; 87 (suppl 146): 32-35.

Stocchi V, KolbN, Cucchiarini L, Segni M, Magnani M, Fornaini G.
«Adenine and pyridine nucleotidis during rabbit reticulocyte matura-
tion and cell aging. » Mechanisms of Ageing and Developmant
1987.

---

*„Die Entwicklung des therapeutischen Effekts von stabili-
siertem NADH ist meiner Meinung nach wichtiger für die
Menschheit als die Entdeckung der Antibiotika"*

Sir John Eccles, Nobelpreisträger für Medizin 1964

Wo könnte NADH hilfreich sein?

Blutdruck- und Cholesterinspiegel-Regulation

Parkinson- und Alzheimer-Krankheit

Depressive Verstimmungen

Nachlassende Denkfähigkeit, Vergesslichkeit

Chronisches Müdigkeitssyndrom

Energielosigkeit, Leistungstief

Körperliche oder seelische Erschöpfung

Konzentrationsmangel, Hyperaktivität

Schlafprobleme. Jetlag

Probleme in der Menopause

Alterungsprozesse (NADH – das Anti-Alters-Enzym)

Nachlassen sexueller Aktivität bei Mann und Frau

Krankheiten durch freie Radikale, wie z.B. Rheuma, Arthrose etc.; NADH ist eines der stärksten Antioxidantien

Krankheiten, die durch DNS-Schäden entstehen, wie z.B. Krebs etc.; NADH könnte beschädigte Zellen wieder reparieren

Immunsystemschwäche und alle damit verbundenen Erkrankungen

Übergewicht infolge von übermäßigem Essen; NADH hat appetithemmende Wirkung

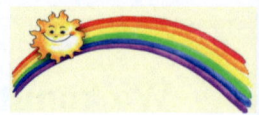

Gesundheitsprodukte Kornelia Sinning

Mehr körperliche und geistige Leistungskraft

durch das wichtige Co-Enzym 1

Unser natürliches NADH ist geeignet für Menschen mit Allergien !

OHNE Hefe, Weizen, Mais,

OHNE Laktose

OHNE Zucker, Süßstoff

Es wurden keinerlei Unverträglichkeiten oder allergische Reaktion nachgewiesen.

Es konnten keine negativen Wechselwirkungen mit anderen Medikamenten festgestellt werden.

Unser natürliches NADH wird hergestellt aus den lebenden Zellen der Bierhefe.

Für 10 mg NADH werden 20 kg Bierhefe benötigt.

Fordern Sie noch heute Ihren Fax-Bestellschein an:

Gesundheitsprodukte Kornelia Sinning

Postfach 11 59   69510 Laudenbach

Kornelia.Sinning@t-online.de

Tel. 0 32 12 – 88 592 88 (Nachrichtenbox)